F

Sekou Bah

Alassane Dicko

Effets indésirables de deux formes d'une CTA

Paul Marie Bello
Sékou Bah
Alassane Dicko

Effets indésirables de deux formes d'une CTA

Étude des effets indésirables de deux formes d'une combinaison à base d'artémisinine: coartem® et coartesiane® au MAli

Presses Académiques Francophones

Impressum / Mentions légales

Bibliografische Information der Deutschen Nationalbibliothek: Die Deutsche Nationalbibliothek verzeichnet diese Publikation in der Deutschen Nationalbibliografie; detaillierte bibliografische Daten sind im Internet über http://dnb.d-nb.de abrufbar.
Alle in diesem Buch genannten Marken und Produktnamen unterliegen warenzeichen-, marken- oder patentrechtlichem Schutz bzw. sind Warenzeichen oder eingetragene Warenzeichen der jeweiligen Inhaber. Die Wiedergabe von Marken, Produktnamen, Gebrauchsnamen, Handelsnamen, Warenbezeichnungen u.s.w. in diesem Werk berechtigt auch ohne besondere Kennzeichnung nicht zu der Annahme, dass solche Namen im Sinne der Warenzeichen- und Markenschutzgesetzgebung als frei zu betrachten wären und daher von jedermann benutzt werden dürften.

Information bibliographique publiée par la Deutsche Nationalbibliothek: La Deutsche Nationalbibliothek inscrit cette publication à la Deutsche Nationalbibliografie; des données bibliographiques détaillées sont disponibles sur internet à l'adresse http://dnb.d-nb.de.
Toutes marques et noms de produits mentionnés dans ce livre demeurent sous la protection des marques, des marques déposées et des brevets, et sont des marques ou des marques déposées de leurs détenteurs respectifs. L'utilisation des marques, noms de produits, noms communs, noms commerciaux, descriptions de produits, etc, même sans qu'ils soient mentionnés de façon particulière dans ce livre ne signifie en aucune façon que ces noms peuvent être utilisés sans restriction à l'égard de la législation pour la protection des marques et des marques déposées et pourraient donc être utilisés par quiconque.

Coverbild / Photo de couverture: www.ingimage.com

Verlag / Editeur:
Presses Académiques Francophones
ist ein Imprint der / est une marque déposée de
OmniScriptum GmbH & Co. KG
Heinrich-Böcking-Str. 6-8, 66121 Saarbrücken, Deutschland / Allemagne
Email: info@presses-academiques.com

Herstellung: siehe letzte Seite /
Impression: voir la dernière page
ISBN: 978-3-8416-2674-5

Dédicace :

Je dédie ce livre à mes chers parents : **Michel BELLO** et **Hélène TIAMA**

Hommages à :

Dr Sékou **BAH,** Pr Elimane **MARIKO**, Pr DOUMBIA Dieneba **DOUMBIA**, Pr Alassane **DICKO**, Dr Aldjouma **GUINDO**, Dr Oumar **SANGHO**.
Chers maîtres, cette œuvre est une représentation du sacrifice que vous consentez à la formation de vos étudiants, permettez moi de vous dire merci pour votre accompagnement malgré vos multiples occupations. Ce travail est le vôtre

Remerciements à :

Abbé jean **BELLO** pour avoir tout fait pour tout ce que je suis.
Henri et Catherine **AMBLARD** pour l'aide précieuse qu'ils ont apporté à ma formation
Harouna **BELLO** et famille pour l'énorme sacrifice
Au personnel médical et paramédical du centre de santé de référence de Niono : pour votre patience, votre disponibilité
Tous les enfants de la zone irriguée de l'office du Niger et leurs parents pour votre confiance
Aux sœurs : **Angela** et **Leaticia**, religieuses de la communauté RIM de Vicenta Maria, gracias!
Aux internes et infirmières du service des urgences du CHU du Point G pour l'accueil
Dr Sory **TRAORE**, Dr Ousmane DOUMBIA, Dr Moussa G **KONE**, Dr Domo **TEMBELY** pour votre soutien
Mme **SOGORE** Thou KOUYATE et Ramata **KOUYATE** du Point G pour votre apport inestimable

A tous les miens...

Table des matières

INTRODUCTION

Au Mali, le paludisme constitue une des priorités de la politique nationale de santé. Il est la première cause de morbidité et de mortalité chez les enfants de 0-5 ans et il représente la première cause de morbidité et de mortalité dans le SLIS en 2007 (37,5%) **[1]**.

La chloroquine jusqu'ici utilisée comme médicament antipaludique de 1ère intension au Mali connaît une résistance croissante des parasites du paludisme. L'association Sulfadoxine Pyriméthamine (S.P) utilisée en 2ème intention connaît un taux d'échec thérapeutique encore fiable **[1]**.

Le document de politique nationale en matière de lutte contre le paludisme a été révisé en 2005, ce qui a conduit au remplacement de la chloroquine par les Combinaisons Thérapeutiques à base d'Artémisinine (CTA) pour le traitement des cas simples de paludisme et à l'introduction du traitement préventif intermittent avec la S.P chez la femme enceinte.   .

Les combinaisons thérapeutiques à base d'artemisinine (CTA) sont considérées à l'heure actuelle comme les plus efficaces pour le traitement du paludisme   non compliqué **[2]**. Aussi a-t-il été recommandé d'évaluer régulièrement leur efficacité et leur tolérance de manière à assurer un suivi correct de la mise en œuvre des nouvelles stratégies. L'introduction des CTA nécessite une forte surveillance quant aux détections des signaux afin de décider de la continuité de leur utilisation, de la promotion et de la sécurité de leur emploi. Depuis l'introduction des CTA dans les formations sanitaires publiques au Mali en Juin 2007 **[1]** et l'adoption de la gratuité de deux formes pédiatriques de la combinaison   artémether-lumefantrine (AL) : Coartem® dispersible et Coartesiane® suspension en septembre 2009, à notre connaissance aucune étude n'a été menée dans la zone de Niono pour l'évaluation des effets indésirables post marketing des CTA. Cette étude a eu pour but de déterminer les effets indésirables liés à l'utilisation des CTA chez les enfants de 06 à 59 mois.

2 Objectifs :

2-1 Général :

Etudier les effets indésirables liés à l'utilisation de deux formes de la combinaison thérapeutique artémether-lumefantrine chez les enfants de 06 à 59 mois au CSRéf de Niono.

2-2 Spécifiques:

✓ Déterminer le profil sociodémographique et des antécédents médicaux des enfants.

✓ Déterminer la fréquence des effets indésirables liés à la prise de Coartem® comprimé dispersible et du Coaertesiane® suspension buvable chez les enfants de 06 à 59 mois.

✓ Déterminer l'évolution des effets indésirables liés à la prise de Coartem® dispersble et de Coartesiane® suspension buvable.

✓ Déterminer l'observance au traitement des deux formes.

✓ Comparer les effets indésirables liés à la prise des deux formes.

✓ Catégoriser les effets indésirables liés à la prise des deux formes.

GENERALITE

1 Incidence et endémicité du paludisme au Mali [1]

1-1 Incidence du paludisme :

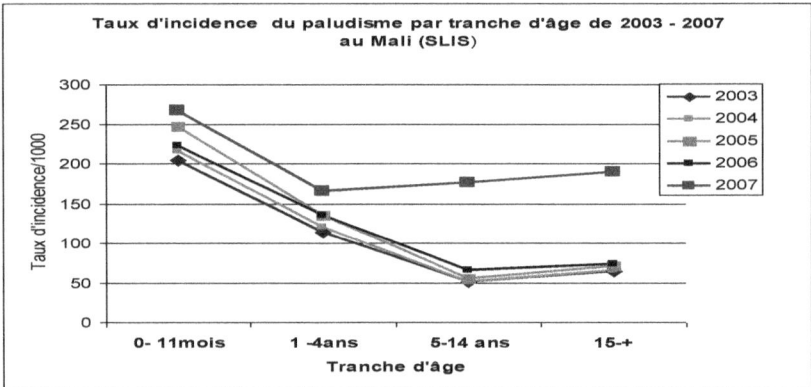

De 2003 à 2006, les enfants de moins de 5 ans constituent la tranche d'âge la plus affectée par le paludisme.

Le taux d'incidence relativement plus élevé en 2007 pourrait s'expliquer par l'amélioration de l'outil de collecte des données, de la formation du personnel pour la collecte des données et la mise en place des CTA. En outre la tranche de 5 ans et plus semble aussi affectée. La morbidité réelle du paludisme au sein de la population mérite d'être évaluée.

1-2 Endémicité du paludisme:

En zone d'endémie, les individus développent une immunité partielle appelée prémunition.

La prémunition est une immunité qui limite plus ou moins efficacement la multiplication du parasite dans l'organisme et donc la survenue de symptômes palustres. Les populations semi immunes sont ainsi : moins sujettes aux accès simples ; mieux protégées contre l'évolution vers un accès grave.

La prémunition reste toujours imparfaite et exige de rester vigilant face au paludisme même pour les populations semi immunes.

Le niveau d'endémicité du paludisme au Mali varie d'une région éco climatique à l'autre. Au nombre des facteurs responsables des variations de l'endémicité figurent : La pluviométrie, L'altitude, la température, les aménagements hydro-agricoles, l'urbanisation.

2 DEFINITION DU SUJET DE RECHERCHE

2-1 PHARMACOVIGILANCE [11]

2-1 Définition

Est la science et les activités relatives à la détection, à l'évaluation et à la prévention des effets indésirables et de tout autre problème liés à l'utilisation des médicaments

La pharmacovigilance garantit:

- L'authenticité et la qualité des données recueillies en pharmacovigilance, permettant d'évaluer à tout instant les risques liés aux médicaments,

- La confidentialité sur l'identité des patients ayant présenté ou notifié des effets indésirables, des abus ou des mésusages des médicaments.

2-2 Effets Indésirables des médicaments (E I M)

Tout traitement médicamenteux comporte un risque qu'il convient de mettre en balance avec les bénéfices attendus .Les effets indésirables sont une réalité reconnues depuis longtemps.

2-1 Définition

C'est toutes réactions nocives et non voulues se produisant soit :

- Aux posologies normalement définies pour l'utilisation par l'homme pour :

-La prophylaxie, le diagnostic ou le traitement d'une maladie

-La modification d'une fonction physiologique

- Lors d'un usage mésusage du produit

2-3 Classification des effets indésirables [53]

2-3-1 Classification Des E I selon le Mécanisme d'Action

- **effets indésirables de type A** *:* Augmentation – action du médicament

-Liés à un effet pharmacologie (exagéré), fréquents, dose dépendants et prévisibles ;

-Souvent déjà identifiés avant la commercialisation

Exemples : Hypoglycémie sous insuline, ototoxicité des aminosides, hypokaliémie sous diurétique

Mécanismes de survenu des effets indésirables de type A

- Pharmaceutiques : produit périmé, altéré ; modifications des paramètres de libération du produit

- Pharmacocinétiques : en général, c'est la raison la plus fréquente de ces EI de type A. Toute modification de l'une des étapes pharmacocinétiques (devenir du médicament dans l'organisme) conduit, *in fine*, à des modifications de concentration du produit au niveau des tissus, sites d'action. Ces modifications sont souvent génétiques (pharmacogénétiques, par exemple des enzymes cytochrome P450 au niveau hépatique) ou liées à la maladie elle-même (insuffisances rénales, hépatiques ...). Insistons enfin, sur la toxicité potentielle, non plus de la molécule mère (le produit administré) mais d'un métabolite (exemple de l'hépatotoxicité d'un métabolite du paracétamol). Pharmacodynamiques. Cette fois c'est la cible elle-même du médicament (ou d'autres zones d'action du médicament) qui se trouve dans une situation de sensibilité anormale (hypo ou hypersensibilité des récepteurs). Cette situation peut-être constitutionnelle (hyperfonctionnement parasympathique), lié à l'âge ou à la maladie elle-même.

- **Effets indésirables de type B ou Bizarre - réaction du patient**

- Liés à l'industrie, mécanisme immuno-allergique ou non, indépendant de la dose et imprévisible, ils ne surviennent que chez une minorité des patients.

- Les réactions allergiques nécessitent une sensibilisation préalable du patient,

- Réactions pseudo-anaphylactiques

- Exemple : morphine, curare, sulfites, AINS, produits de contrastes radiologique*

- Rections idiosyncrasiques : patients prédisposés, porteurs d'un déficit enzymatique

Exemple : hémolyse provoquée par les sulfamides ou la prima quine en cas de déficience en C6PD,

Hyperthermie maligne sous halothane ou neuroleptique

Mécanismes de survenu des E.I de types B

Pharmaceutiques : décomposition de principes actifs ; excipients (ex : les sulfites) ; présence d'un contaminant (ex : le tryptophane).

- Pharmacodynamiques : des différences qualitatives peuvent exister, d'origine immunologique ou génétique. L'exemple de l'hémolyse chez les déficients en glucose-6-phosphate déshydrogénase est classique, au même titre que les porphyries aigües induites par les médicaments. Le chapitre des accidents immunoallergiques est complexe et sera traité à part. De même, il importerait de développer ici le vaste problème des effets tératogènes.

2-3-2 Classifications des EI selon la gravité

- **Effets indésirables graves :**

Mise en jeu du pronostic vital ou décès ;

Hospitalisation ou prolongation d'hospitalisation ;

Incapacité persistance ou invalidité ;

Réaction de dépendance ;

Il nécessite l'arrêt définitif du médicament en cause et une surveillance de la sécurité d'emploi des médicaments,

- **effets indésirables sévères :**

Nécessite en plus de l'arrêt du médicament des soins supplémentaires

- **effets indésirables modérés**

2-3-3 Classification des EIM selon la fréquence

Un EIM de médicament est dit fréquent lorsque sa fréquence est supérieure 5%

Un EIM de médicament est dit occasionnel lorsque sa fréquence est comprise entre 0,1% à 5%

Un EIM de médicament est dit rare lorsque sa fréquence est inferieure à, 1%

2-3-4 Classifications des EIM selon la nature

- **-Les critères anatomiques : ce sont :**

Les troubles digestifs, les troubles rénaux, les troubles hépatiques, les troubles osteo-tendineux, et les troubles cardio-vasculaires.

- **Les critères cliniques : ils sont constitués de :**

Les Céphalées, l'asthénie, les troubles du sommeil, l'hypotension orthostatique, la constipation, les diarrhées, la dyspnée, les œdèmes des membres inferieurs

2-3-5 Effets indésirables des médicaments (EIM) par organe

Le foie : élimination des substances liposolubles

Le foie est l'organe majeur de la détoxification de par son poids, sa situation anatomique et son équipement enzymatique. De ce fait il peut être vulnérable et les lésions hépatiques sont toujours graves parfois irréversibles. Le mécanisme des atteintes hépatiques est variable soit :

- D'origine toxique : cytolytique ou cholestatique
- D'origine immuno-allergique

Les hépatotoxicités médicamenteuses peuvent être classées en :

- Hépatites aiguës : cytolytiques, cholestatiques ou mixtes
- Hépatites subaiguës, chroniques et cirrhoses : si l'atteinte dure plus de 6 mois.
- Stéatose (accumulation de lipides, surtout triglycérides dans les hépatocytes)
- Lésions vasculaires.
- Lésions tumorales.

En pratique, devant toutes affections hépatiques cliniques et/ou biologiques la démarche anamnestique devrait toujours éliminer une origine médicamenteuse

Les reins : élimination des substances hydrosolubles

Les reins reçoivent le quart du débit cardiaque, et ont une fonction de concentrer les médicaments pour les secréter, réabsorber et les transporter. C'est le lieu de synthèse et de catabolisme des hormones de l'hémodynamique intra rénale : les prostaglandines et l'angiotensine.

Ainsi la majorité des néphropathies toxiques sont d'origine médicamenteuse.

Trois mécanismes physiopathologiques expliquent l'atteinte rénale :

- Défaut de perfusion par trouble de l'autorégulation
- Toxicité directe
- Réaction d'hypersensibilité ou immuno-allergique

Les atteintes rénales peuvent être :

- Une insuffisance rénale aiguë(IRA) fonctionnelle
- Une IRA organique par nécrose tubulaire aiguë
- Une néphropathie tubulo_interstitielle aiguë(NTIA)
- Une micro angiopathie thrombotique
- Une glomérulopathie
- Un obstacle intra rénal ou urétral
- Une néphropathie interstitielle chronique.

La peau : expressions cutanées des EIM (toxidermie)

- Aminophylline, B lactamines, sulfamides, anti tuberculeux, sels d'or, anti-comitiaux :
- Éruption érythémateuse (maculo papuleuse)
- anti comitiaux, sulfamides, IEC, minocycline, allopurinol

Syndrome d'hypersensibilité

- Pénicilline, produits de contraste iode
- Urticaire
- curarisants, AINS, IEC, sérums et vaccins

Anaphylaxie, angioederme sous forme d'asphyxie jusqu'au choc anaphylactique

- Cyclines, quinolones, phénothiazines, amiodarone, meladinine, AINS
Photosensibilité, quelques heures après exposition solaire ou de 7 à 21 jours, un érythème, œdème, bulle.

- Phenacetine, paracétamol, cyclines barbutiruques, sulfamides antibiotiques
L'érythème pigmenté fixe (EPF) vers la 48è heure après la prise comme de plaques pigmentées brunes érythémateuses arrondies, un prurit et une brûlure, lésions récidivent aux même endroits à chaque réintroduction l'EF représente le sel manifestons sémiologique spécifique d'un accident médicamenteux

- Aminophyllines, macrolides, inhibiteurs calciques
Eruptions pustuleuses (PEAG)

- Produits de contrastes iodes, sulfamides, propylthiouracile, sérums et vaccins, fibrinolytiques, furosémides et cimétidines
Purpura vasculaire avec quelques pétéchies, parfois de nécrose et de bulles. Les signes de vascularités sont : à savoir, des arthralgies, glomérulonéphrites…

- Sulfamides antibiotiques, anti comitiaux, AINS oxicams, allopurinol :
Syndrome de Lyell – NET ou nécro lyse épidermique toxique, avec une atteinte cutanée représentant une surface de 30%

Les toxidermies sont des accidents aller d'un fréquemment rencontrés dans la pratique clinique. Elles peuvent aller d'une simple manifestation bénigne comme un prurit et urticaire ou graves dans les syndromes de Lyell ou de Steven Johnson, il est impératif d'éviter définitivement les médicaments incriminés dans la survenue.

2-4 Effets indésirables des médicaments (EIM) et facteurs de risque :

On parle de « facteur de risque » d'une maladie, lorsqu'il n'est pas possible de définir une cause unique responsable de sa survenue.

Plusieurs facteurs de risques sont impliqués dans la survenue d'EIM :

Les facteurs de risques liés à l'individu.

2-4-1 les âges extrêmes :

• **période périnatale** :

Modifications des processus d'absorption, retard d'élimination des médicaments exposants à un risque potentiel de surdosage

-l'immaturité de la barrière encéphalique et des enzymes de biotransformation par exemple dans la glycuroconjugaison.

-Le tissu osseux en croissance séquestre des médicaments ou des toxiques

-Les particularités biochimiques du globule rouge prédisposent le nouveau né à des hémolyses médicamenteuses

• **Le sujet âgé** :

Par diminution de l'excrétion rénale par abaissement de la filtration glomérulaire et de la poly médication

2-4-2 Les facteurs génétiques :

La majorité des sites d'action et de transformation des médicaments étant soumis à un déterminisme génétique, un polymorphisme peut être selon les individus, à l'origine de grandes variations dans le métabolisme ou la réponse à un médicament donné.

2-4-3 La pathologie associée :

Les insuffisances hépatiques rénales représentent les terrains de prédilection dans l'apparition de la toxicité des médicaments à cause des perturbations du métabolisme du médicament.

Les facteurs de risque liés à l'environnement :

• l'exposition au soleil : en faveur de l'apparition de réactions de photo toxicités ou de photosensibilisation

• l'alimentation : peut interférer avec le métabolisme de certains médicaments sous IMAO lors d'aliments riches en tyramine (certains fromages)

• l'activité professionnelle : exposition aux toxiques (insecticides, hydrocarbures,...) qui interfèrent avec le métabolisme des médicaments

2-5 Les facteurs de risque à une interaction médicamenteuse

En pharmacologie, l'interaction médicamenteuse désigne une modification in vivo des effets d'un médicament, d'un aliment, d'une boisson ou encore des agents chimiques de l'environnement

-l'interaction peut être pharmacocinétique : modification des concentrations d'un médicament sous l'influence d'un autre

-l'interaction en pharmacodynamie : par interaction d'un médicament au niveau de son mécanisme d'action ne modifiant pas sa pharmacocinétique mais en inhibant plus ou moins complètement (antagonisme) ou en le renforçant (potentialisation)

3 L'imputabilité [3]

L'imputabilité est quant à elle, l'analyse au cas par cas, du lien de causalité entre la prise d'un médicament et la survenue d'un EI (analyse individuelle pour une notification donnée). En France, il existe au moins une méthode officielle d'imputabilité qui a un mérite immense, celui d'homogénéiser toutes les observations. Cette méthode combine des critères sémiologiques (S) et des critères chronologiques (C) classés chacun de 0 à 4 selon le degré de plausibilité du critère. Ces deux critères C et S donnent, selon des tableaux de décision, le score final d'imputabilité intrinsèque I, comportant 5 possibilités d'I0 à I_4. En terme littéraire, on conclura alors que le rôle du médicament dans l'apparition de l'EI est exclu (I_0), douteux, plausible, vraisemblable et très vraisemblable (I_4).

MÉTHODOLOGIE

1 Type d'étude

C'est une étude prospective, ouverte visant à détecter les effets indésirables consécutifs à l'utilisation d'une CTA en deux présentations différentes : coartem® (Artemether et lumefantrine) comprimé dispersible 20mg/120mg et coartesiane® poudre pour suspension buvable 180mg/1080mg chez 213 des enfants âgés de 06 à 59 mois atteints de paludisme non compliqué au CSRef de Niono.

2 Lieu d'étude :

Notre étude s'est déroulée au centre de santé de référence de Niono.

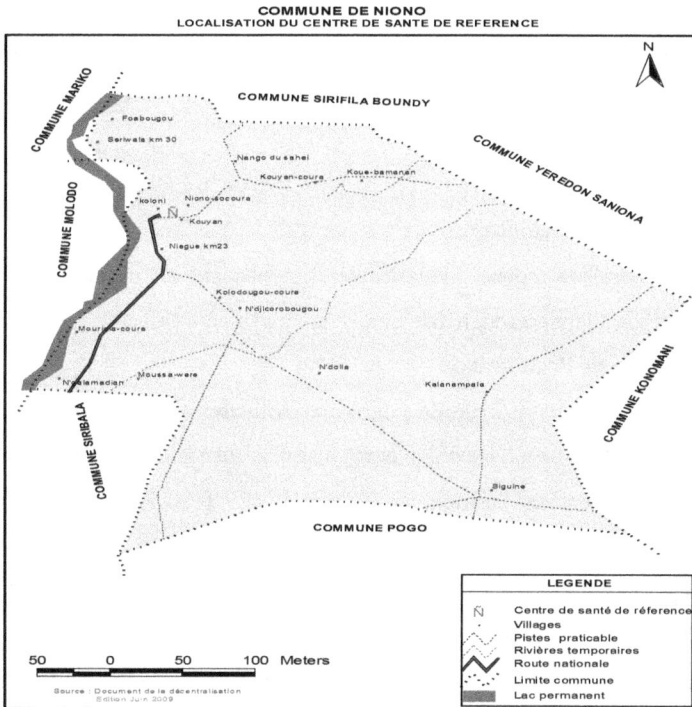

Centre de Santé de Référence de Niono. **[12]**

Le cercle de Niono est situé dans la région de Ségou. Il couvre une superficie de 23063 km^2 pour une population estimé à **303822** habitants. (DNSI 2009). Dont 63.356 enfants de 0-59 mois soit 22% de la population et a une densité de 13 habitants au km^2 avec un taux d'accroissement spécifique de 3,2%.

3 Période d'étude

La récolte des données sur terrain s'est déroulée du 02 août 2009 au 14 février 2010

4 Population de l'étude

L'étude a porté sur les enfants qui ont été conduit en consultation au centre de santé, présentant des signes cliniques évocateurs de paludisme simple et résidant dans la zone d'étude indiquée. Ont été inclus les patients âgés de 6 mois à 59 mois présentant une goutte épaisse (GE) positive ou des signes pathognomoniques du paludisme simple et répondant aux critères d'inclusion du protocole.

4-1 Echantillonnage

L'étude a concerné un échantillon de 213 enfants âgés de 6 à 59 mois

Calcul de la taille de l'échantillon :

La taille de l'échantillon requise a été calculée en appliquant la formule suivante, le phénomène étudié étant considéré pas rare.

calcul de la taille de l'échantillon

Pour cette étude nous avons procédé à un échantillonnage randomisé. Le calcul de l'échantillon a été fait sur la base d'une étude de prévalence le taux global des effets attendus pour les deux médicaments a été fixé à 67% **[41].** L'échantillon   a été déterminé selon la formule suivante

N= 4 p (1- p)/a^2

- a est le niveau de signification a 95% (0,05)

- p la prévalence des effets indésirables chez les enfants (67%=0,67)

Ainsi, N= 292 pour les deux formes du CTA avec 146 pour Coartem$^®$ et 146 pour Coartesiane$^®$

5 Déroulement de l'étude

La Première étape : elle a consistée à prise de contact avec le personnel du CSREF, le comité de gestion du CSRef, les autorités administratives, politiques et religieuses, les organisations locales de lutte contre le paludisme, et les notables du site d'étude.

La deuxième étape cette étape a consistée à l'organisation du travail et de la réparation des taches. Ainsi, un médecin ou interne a été chargé de l'interrogatoire, de l'inspection, de la palpation et de l'auscultation. Les sujets susceptibles de remplir les critères d'éligibilité ont été brièvement informés du prélèvement sanguin à faire pour la confection de la goutte épaisse s'il y a eu lieu ; ils ont reçu sur place et gratuitement les CTA (Coartem Comprimé dispersible ou coartesiane poudre pour suspension buvable).

La troisième étape ou étape d'assentiment.

Le médecin ou l'interne du centre de santé a été chargé d'obtenir le consentement éclairé des tuteurs répondant aux critères d'inclusion et de remplir les fiches d'enquête après avoir effectué un examen clinique. Une mascotte (enseignant, conseiller villageois ou communal, si indisponible guide local ou infirmière) a joué le rôle de témoin au moment de l'inclusion et a été chargé aussi de retrouver certains inclus absents pendant les jours de suivi actif.

6 Mesures de sécurité

Tous les sujets ont été contrôlés pendant 3 jours afin de détecter un développement potentiel d'événements indésirables. Tous les événements indésirables ont été suivis jusqu' à résolution.

7 Tableaux récapitulatifs de l'étude

Jours de l'étude	J0	J1	J3
ID/Age/Poids/Taille/Sexe/ Antécédents médicaux	x		
CTA reçu	x	x	x
Examen clinique*	x	x	x
Documentation traitement Concomitant	x		
Examen parasitologique* (GE et frottis mince) Bilan hématologique	x		
Manifestations constatés (depuis la prise des CTA)	x	x	X
Attitudes adoptées contre les manifestations constatées	x	x	X

*n'importe quel jour non prévu s'il y a de signes cliniques

Les malades non vus le jour du rendez-vous vont être systématiquement cherché par les guides locaux.

8 Critères d'inclusion, de non inclusion et de retrait de l'étude

Critères d'inclusion

Ont été inclus dans cette étude les enfants qui ont présentés les caractéristiques suivantes:

- âgés de 06 à 59 mois,

- pesant entre 5 kg et 15 kg,

- consulter au centre de santé de référence

- capables de recevoir un traitement par voie orale,

- avoir une température corporelle axillaire <37,5 degrés Celsius ou notion de la fièvre au cours des 24 heures précédentes,

- avoir une infection P. *falciparum* avec une densité parasitaire comprise entre 2.000 à 200.000 formes asexuées par microlitre de sang.

- obtenir un consentement éclairé signé, soit par eux-mêmes, soit par leur parent / tuteur légal respectif.

Critères de non inclusion

- présence de paludisme grave ou compliqué [2]

- pathologie concomitante sévère, ou qui nécessitait un suivi médical incompatible avec l'étude.

- allergie à l'un quelconque des composants des médicaments

- prise d'un des antipaludiques de l'étude dans les 28 jours précédant l'inclusion.

Critères de retrait

- Retrait de consentement;

- Effets indésirables graves;

- Résultats d'analyse biologique anormaux cliniquement significatifs liés à la maladie ou non;

- Réponse thérapeutique non satisfaisante;

- Patient perdu de vue;

- Décès;

- Violations graves du protocole

Les patients qui ont arrêté leur participation à l'étude avant la fin de la période de suivi n'ont pas été remplacés

9 Méthode :

9-1 Matériels nécessaire au poste de suivi clinique:

un thermomètre, un pèse personne, un mètre ruban, un brassard, un stéthoscope une blouse pour le personnel, des gants en latex, des tampons d'alcool, un garrot une poubelle, une table de consultation.

9-2 Données cliniques

Les données cliniques ont été recueillies par interrogatoire couplé à un examen physique complet des sujets par le médecin généraliste ou l'interne de l'équipe de recherche.

Après les informations sociodémographiques, les renseignements suivants ont été recueillit auprès des enfants ou de leur parents/tuteur :

Les antécédents de fièvre : toute épisode de fièvre antérieure à la maladie actuelle, qu'elle soit documentée ou non.

Les antécédents de convulsion : toute épisode de convulsion antérieure à la maladie actuelle qu'elle soit documentée ou non.

Les plaintes : troubles fonctionnelles perçus par le malade lui-même.

Les geignements : cris plaintifs poussé généralement sans coulée de larme par les enfants.

Urines jaunie : coloration anormalement jaune des urines.

Hypotonie : diminution de la tonicité musculaire

Vomissement : acte par lequel le contenu de l'estomac est violemment rejeté par la bouche

Insomnie : absence de sommeil

Sueurs : liquide aqueux d'odeur particulière secrété par les glandes sudoripares de la peau.

Anorexie : perte ou diminution de l'appétit.

Rhinorrhée : écoulement de liquide par le nez en dehors de tout phénomène inflammatoire.

Céphalées : douleur paroxystique caractérisé par une brulure localisée à une moitié du crâne

Symptômes mineurs : plainte d'intensité modérée et souvent inconsistantes

Les principales variables mesurées ont été : la température et le poids.

- Prise de la température axillaire :

La mesure de la température axillaire a été effectuée avec un thermomètre électronique ou un thermomètre à mercure placé sous l'aisselle. Toute température $\geq$ 37,5°C était considérée comme une fièvre.

- Prise de poids :

La pesée a été effectuée à l'aide d'une balance, le poids était exprimé en kilogramme.

La double pesée a été souvent utilisée.

9-3   Traitement

Deux présentations à base d'artemisinine ont été comparées. **Coartem® 20mg/120mg** plaquette de 6 comprimés dispersibles administré à 1 comprimé le matin et le soir pendant 3 jours. Et **Coartesiane® 180mg/1080mg** poudre pour suspension buvable de 60ml administré au poids de l'enfant X 4/3 par jour pendant 3 jours. Les sujets étaient attribués à un des deux protocoles de traitement de l'étude, conformément à leur ordre d'inclusion. Tous les traitements ont été administrés aux patients en conforment aux directives de poids établis. Les premières doses ont étés administrés au centre de santé par un personnel, un interne ou une infirmière. Si une personne vomissait dans les 30 minutes suivant l'administration de la dose, une seconde dose complète était administrée. Toute fois, en cas de vomissements après 30 à 60 minutes suivant l'administration, seule une demi-dose était administrée à nouveau. Si le patient vomissait à nouveau, il recevait un autre médicament antipaludique par voie parentérale. Pour tous les médicaments, le premier jour du traitement étant J0, un examen clinique a été effectué les jours 1 et 3. En outre les enfants ont bénéficié d'un suivi passif.

9-4 Prise en charge des malades

La prise en charge a été gratuite. Les médicaments ont été retirés à la pharmacie du CSRef moyennant la présentation d'une ordonnance avec souche délivré audit centre par les prestataires. Toute fois certains parents se sont procuré des médicaments dans les officines privées.

9-5 Mode administration des médicaments

Toutes les doses ont été administrées en fonction du poids de l'enfant, et selon les recommandations du fabricant par un des investigateurs de l'étude. Les comprimés de Coartem® ont été pris avec 1/4 de verre d'eau. Une alimentation riche en graisse a été conseillée lors de la prise des médicaments.

9-6 Traitements adjuvants

La fièvre a été traitée par du paracétamol à la dose de 15mg/kg lorsque la température de l'enfant était supérieure à 38,5°C afin d'éviter la survenue de convulsion hyperpyrétique. En outre l'amoxilline 250mg en suspension et le complexe vitaminé B ont été souvent utilisés.

10 Suivi

La recherche des effets indésirables apparus (interrogatoire et examen physique) a été systématiquement réalisée dès l'administration des produits et notés. Les parents ont été exhortés à ramener les enfants qui ont fait de la fièvre ou ont manifestés un signe ou un besoin inhabituel entre les jours de rendez-vous prévus.

- Si persistance de la fièvre

- Si difficulté de boire et incapacité de manger chez l'enfant

- Si convulsion (révulsion oculaire)

- Si incapacité de s'asseoir

- Si persistance des vomissements

- Si devient inconscient

- Si pâleur ou ictère, s'il y a présence de sang dans les selles (en cas de paludisme avec diarrhée chez l'enfant)

Les enfants ont bénéficié d'un suivi passif.

11 Effet indésirable :

Il a été définit comme toutes réactions nocives et non voulues se produisant soit :

- Aux posologies normalement définies pour l'utilisation par l'homme pour :

-La prophylaxie, le diagnostic ou le traitement d'une maladie

-La modification d'une fonction physiologique

- Lors d'un usage mésusage du produit.

11-1 L'imputabilité

L'imputabilité est quant à elle, l'analyse au cas par cas, du lien de causalité entre la prise d'un médicament et la survenue d'un EI (analyse individuelle pour une notification donnée). Il existe une méthode officielle d'imputabilité qui a un mérite immense, celui d'homogénéiser toutes les observations. Cette méthode combine des critères sémiologiques (S) et des critères chronologiques (C) classés chacun de 0 à 4 selon le degré de plausibilité du critère. Ces deux critères C et S donnent, selon des tableaux de décision, le score final d'imputabilité intrinsèque I, comportant 5 possibilités d'I_1 à I_4. En terme littéraire, on conclura alors que le rôle du médicament dans l'apparition de l'EI est exclu (I_0), douteux, plausible, vraisemblable et très vraisemblable (I_4).

11-2 Effet indésirable inattendu :

Effet indésirable dont la nature ou la gravité ne concorde pas avec les informations relatives au produit contenues dans le RCP ou dans la notice jointe au résumé des caractéristiques du produit.

12 Efficacité et échec thérapeutique

La classification de la réponse thérapeutique (OMS, 2002) a été utilisée) **[9]**. Cette Classification regroupe la réponse thérapeutique en:

- Réponse clinique et parasitologique adéquate (RCPA)
- Échec thérapeutique précoce (ETP);

RCPA: Absence de parasite (corrigée par PCR) le jour 28, quelle que soit la température axillaire, sans que les critères d'échec thérapeutique précoce, d'échec clinique tardif ou d'échec parasitologique tardif aient été précédemment remplis.

ETP: Développement de signes de danger ou de paludisme sévère le jour 1, le jour 2 ou le jour 3 en présence de parasitémie.

Parasitémie du jour 2 supérieure au parasitémie du jour 0, indépendamment de la température axillaire.

Parasitémie le jour 3 avec une température axillaire $\geq$ 37,5°C.

Parasitémie le jour 3 $\geq$ 25% de la parasitémie du jour 0.

13 L'observance

Elle a été définit comme le degré de concordance entre le comportement d'un individu (en termes de prise médicamenteuse, de suivi du régime thérapeutique ou de changement de style de vie) et les recommandations médicales.

Après l'administration de la première au CSRéf les autres doses ont été administré par les parents/tuteur des enfants et les informations recueillies auprès de ceux-ci nous ont permis de classé les enfants selon une bonne observance ou une mauvaise au traitement. Ont été classé mauvais observants les enfants qui étaient dans l'un des cas ci après :

Absent au RDV des jours de suivi

- Non-respect des prises médicamenteuses
- Erreur de doses (fréquemment rencontrée chez les mères)
- Non-respect de la durée du traitement
- Choix ou association d'un traitement non prescrit (y compris traditionnel)
- Prise de médicaments traditionnels ou de plantes médicinales
- Partage des médicaments
- Oubli d'une prise de médicaments
- Diminution volontaire du nombre de prises ou de comprimés
- Absence de ré administration des comprimés/cuillerée-mesure en cas de rejets (vomissements...)

14 Mécanisme de survenue

Mécanisme idiosyncrasique

Les effets indésirables idiosyncrasiques sont le plus souvent observés chez les patients présentant une anomalie génétique. Ces E.I sont de nature dose dose-dépendants.

Mécanisme immuno-allergique

Les effets indésirables immuno-allergiques surviennent après une sensibilisation de plusieurs jours, ou lors d'un nième contact, et témoignant d'une tentative de protection de l'organisme contre une substance qui lui étrangère ou contre une structure de l'organisme sur laquelle s'est fixé le médicament.

Ces réactions immunitaires relèvent de mécanismes intimes variés, et on ne peut pas en prévoir l'existence par l'expérimentation animale, ni prévoir chez quels sujets (hormis ceux qui l'ont déjà présenté une fois) particuliers ils se développeront, certains sujets se sensibilisant, d'autres non.

Leurs manifestations sont souvent cutanéo-muqueuses (urticaire, angioedème, éruptions variées) mais aussi bronchiques ou vasculaires (hypotension, choc), hépatiques, rénales, hématologique (destruction des éléments du sang), ou générales (fièvre, maladie sérique, etc...). La seule prévention possible passe par l'interrogatoire sur le passé médicamenteux.

Effet nocebo [30]

Ils s'observent au cours des essais clinique particulièrement dans le groupe de patients recevant le placebo ne contenant pas de principe actif, habituellement identique dans sa présentation au médicament étudié. Si un effet indésirable est observé chez quelqu'un qui prend le placebo, il s'agira soit d'un événement intercurrent, tout à fait indépendant de la situation, soit d'un événement qui survient du fait de l'interaction entre le malade et le médecin, effet psychogène. Cette interaction entre le médecin et le malade a bien entendu lieu tout autant autour d'un comprimé qui contient un principe actif.

C'est pourquoi chaque fois qu'un effet (non désiré ou désiré) est observé après la prise de médicaments par un individu, on ne sait pas si on observe un effet lié à la molécule active ou un effet placebo / nocebo. C'est de là que découle de nécessité d'essais comparatifs, portant sur des nombres suffisants de sujets.

15 Recueil des données

Toutes les données cliniques et biologiques ont été reportées à chaque visite dans un cahier d'observation individuel appelé fiche de recueil des données.

16 Méthodes statistiques

Plan d'analyse des données

Les données sont étés doublement saisies et réconciliées utilisant Word, Excel et analysées sur SPSS 12.0 la comparaison des paramètres étudiés a été fait en utilisant le test de Chi carré avec un seuil de signification < 0,05

17 Considerations éthiques

Protection des sujets humains

- Rationnel de la sélection des sujets

Du fait de l'indication thérapeutique des CTA, nous avons décidé d'inclure seulement les enfants de 06 à 59 mois.

Le prélèvement de sang capillaire se justifie par l'identification et la quantification de l'espèce *falciparum*. L'ensemble de ces activités était nécessaire pour atteindre les objectifs de l'étude.

- Méthodes et procédure de recrutement

Notre étude était de type prospectif avec un recrutement passif. Tous les sujets âgés de 06 à 59 mois consultant au CS Ref de Niono ou du CSCom central de la dite ville pour lesquels une infection à Plasmodium *falciparum* non compliqué ont été inclus dans l'étude. Les infirmiers du CSCom central de Niono ont étés invités à nous référer les cas de paludisme simple.

- Evaluation des Risques/disconforts et bénéfice liés à la participation

-Effets liés aux prélèvements de sang

Les risques liés aux prélèvements de sang ont été minimes. La prise de sang povait être désagréable et laisser éventuellement des bleuissures et, dans de rares cas, entraîner des évanouissements, la quantité maximale de sang prélevée n'accédera pas 0.5 ml. Pour les sujets sérieusement anémiés ou hydratés, une plus faible quantité de sang ou aucun prélèvement n'a été fait.

-Effets non désirables liés au traitement par les antipaludiques.

Tous les traitements ont étés de type standard, recommandés et non expérimentaux. Les effets secondaires liés à l'utilisation de ces médicaments ont étés généralement supportables. En cas d'intolérance ou de survenue d'échec thérapeutique avéré et d'effets indésirables insupportables, nous avons procédé soit au changement de produit ou de correction de l'effet par d'autres médicaments (antiH1, antiémétiques etc) respectivement. Notre but a été de ce fait la détermination de la fréquence de ces effets indésirables connus et/ou inattendus au cours de l'utilisation des CTA.

- Bénéfices

Le ratio Risque/bénéfice était en faveur de l'étude car le seul risque a été la prise d'une faible quantité de sang. Tous les patients ont bénéficié d'un traitement adéquat et d'un suivi médical approprié pour l'identification d'éventuels effets indésirables.

- Alternatives à la participation

L'alternative à la participation à cette étude était la non participation. Certains parents d'enfants ont refusé de faire participer leur(s) enfant(s) à l'étude malgré un diagnostic de paludisme confirmé par notre équipe. A cause de la létalité de *Plasmodium falciparum*, nous avons fournis à de tels patients un traitement complet à base d'artemisine même s'ils n'ont pas étés inclus dans le protocole.

- Description du processus d'assentiment

-Consentement éclairé

Un consentement éclairé a été obtenu des parents des enfants souffrant de paludisme et âgé de 6 à 59 mois pour l'étude. L'assentiment était écrit en Français qui est la langue officielle au Mali. Du fait que beaucoup de consentants ne pouvaient pas lire le Français, un consentement oral a été administré en langue locale et en présence d'une troisième personne utilisé comme témoin. En plus du médecin investigateur administrant le consentement, l'interne investigateur a pu peut également servir de témoins dans l'administration du consentement. Leur rôle dans le processus de consentement a été bien documenté.

-Méthodes de gestion et confidentialité des données

En plus de l'inclusion dans le protocole, tous les patients ont disposés d'un numéro d'identification unique. Le document de consentement a servi à faire le lien entre ce numéro, le nom et la signature du consentant ou son empreinte digital. Le dossier, les données et les prélèvements biologiques ont portés ce numéro d'identification. Aucun nom n'a figuré sur ceux-ci, ce qui fait que le personnel impliqué dans la saisie des données n'a eu accès à aucun nom ce qui a permit d'assurer la confidentialité des patients.

18 Impacts souhaités de l'étude des EI des deux CTA
Pour le patient:

Une meilleure utilisation des combinaisons thérapeutiques à base d'artemisinine et une adéquate prise en charge des effets indésirables dus à la prise de ces médicaments

Pour la communauté :

Une diminution de la morbidité et de la mortalité

La protection des nouveaux patients

Pour les professionnels de la santé :

Une plus grande capacité à détecter un effet indésirable.

Une amélioration continue de l'utilisation optimale des médicaments à base de CTA

Pour les systèmes de réglementation et de soins :

De plus amples informations disponibles pour prendre les décisions.

Une détection des dysfonctionnements.

L'amélioration des procédures de qualité.

L'amélioration de l'usage rationnel du médicament.

Pour les programmes de santé :

Une réduction des échecs et des résistances aux traitements.

Une amélioration de la pratique clinique.

Une meilleure confiance du public dans les programmes de santé.

RÉSULTATS

1 Caractéristiques sociodémographiques des enfants

Les sujets inclus étaient au nombre de 213 dont 117 enfants pour le Coartem® comprimé dispersible 20/120 mg et 96 patients pour le Coartesiane® poudre pour suspension buvable 180/1080mg

Dans le groupe d'enfants traités par Coartem®, 91 enfants ont eu une bonne observance du traitement tandis que dans celui du Coartesiane®, ils ont été 75.

Tableau IV : Répartition des enfants par protocole de traitement selon leur âge.

Age	Coartem® Cp Dispersible		Coartesiane® PSB	
	N	%	N	%
06 – 12	24	20,51	31	32,29
13 – 19	17	14,52	15	15,62
20 – 26	21	17 ,9	8	8,83
27 – 33	6	5,12	0	0,0
34 – 40	12	10,25	11	11,45
41 – 47	8	6,83	2	2,08
48 – 54	17	14,52	11	11,45
55 – 59	12	10,25	18	18,75
Total	117	100	96	100

La tranche d'âge des enfants de 06 à 12 mois était la plus représentée dans les deux protocoles de traitement au cours de notre étude avec 20,51 % pour les enfants traités par le Coartem® et 32,29 % pour ceux par le Coartesiane®. Aucun enfant de de la tranche d'âge de 27 à 33 mois n'a été inclus dans le groupe du Coartesiane®

Tableau V : Répartition des enfants par protocole de traitement selon leur poids.

Poids	Coartem® Cp Dispersible		Coartesiane® PSB	
	N	%	N	%
5,0 – 7,0	5	4,27	15	15,62
7,1 – 9,0	33	28,2	26	27,08
9,1 – 11,0	35	29,9	21	21,87
11,1 – 13,0	20	17,09	7	7,29
13,1 – 15,0	24	20,51	27	28,12
Total	117	100	96	100

Les enfants de groupe de poids de 9,1 à 11 kg ont été les plus représentés avec 29,9 % dans le groupe traité par le Coartem[®] et dans celui du Coartesiane[®] les 13,1 à 15 kg ont été les plus représentés avec 28,12%.

2 Les Antécédents morbides
Tableau VI : Répartition des enfants selon les antécédents de convulsion

Antécédents Convulsion	Coartem® Cp dispersible		Coartesiane® PSB	
	N	%	N	%
OUI	28	23,9	14	14,6
NON	89	76,1	82	85,4
Total	117	100	96	100

Les enfants sous Coartem ont eu au moins un antécédent de convulsion avec 23,9% contre 14,6% pour ceux sous Coartesiane (X^2= 2,911 ; p=0,088). Cependant les étiologies de ces convulsions ne sont pas déterminées.

3 Méthodes de diagnostic du paludisme des enfants à l'inclusion

Pour étayer le diagnostic, un examen complémentaire basé essentiellement sur la goutte épaisse a été demandé régulièrement au cours de la consultation, certains parents d'enfants n'ont pas pu honorer les frais de la réalisation de la goutte épaisse. Un test de dépistage rapide du paludisme à *Plasmodium falciparum* gratuit a été pratiqué. Pour certains le diagnostic du paludisme n'a été que clinique.

Tableau VII : Répartition des enfants selon la réalisation de la goutte épaisse au J0

Goutte épaisse	Nom du CTA			
	Coartem® Cp dispersible		Coartesiane® PS B	
	N	%	N	%
OUI	46	39,3	44	45,8
NON	71	60,7	52	54,2
Total	117	100	96	100

Au cours de l'étude 39,3% des enfants sous Coartem ont bénéficié de la réalisation d'une goutte épaisse pour la confirmation du paludisme contre 45,8% de ceux sous Coartesiane (X^2= 0,918 ; p=0,338)

Tableau VIII : Répartition des enfants selon Réalisation du TDR au J0

TDR	Nom du CTA			
	Coartem® Cp dispersible		Coartesiane® PSB	
	N	%	N	%
OUI	32	27,4	19	19,8
NON	85	72,6	77	80,2
Total	117	100	96	100

Un test de dépistage rapide a été utilisé pour la confirmation du paludisme chez 27,4% des enfants sous Coartem contre 19,8% de ceux sous Coartesiane (X^2= 1,654 ; p=0,198).

Tableau IX : Répartition des enfants selon la présomption de paludisme au J0
(enfants qui n'ont bénéficié d'aucun test biologique pour le diagnostic du paludisme)

clinique	Nom du CTA			
	Coartem® Cp dispersible		Coartesiane® PSB	
	N	%	N	%
OUI	41	35,0	34	35,4
NON	76	65,0	62	64,6
Total	117	100	96	100

Le diagnostic du paludisme a été porté par la clinique seule dans 35% des cas chez les enfants traités par le Coartem® et 35,4% pour ceux traités par le Coartesiane® .(X^2= 0,003 ; p=0,955)

4 La symptomatologie clinique à l'inclusion

Tableau X : Répartition des enfants selon la fièvre à l'admission

	Coartem® Cp Dispersible		Coartesiane® PSB	
	N	%	N	%
< 37,5°C	15	12,8	13	13,53
≥37,5°C	102	87,2	83	86,47

La majorité des enfants inclus étaient fébriles avec une température axillaire supérieur ou égale à 37,5°C chez 87,2% et 86,47% selon le groupe d'enfants traiter par le Coartem et le Coartesiane de traitement. Nous n'avons pas observé de différence statistiquement significative entre les états fébriles et non fébriles.   .
(X^2= 1,659 ; p=0,198)

Tableau XI : Répartition des enfants selon les symptômes présentés au J0

Hormis la fièvre d'autres symptômes ont été retrouvés chez les enfants à l'inclusion.

signes présentés par le patient avant CTA	nom du CTA utilisé			
	Coartem® cp dispersible		**coartesiane® PSB**	
	N	%	N	%
Geignement	49	41,9	26	27,1
Hypotonie	18	15,4	24	25
Céphalées	25	21,4	10	10,4
Insomnie	3	2,6	6	6,2
troubles digestifs	3	2,6	1	1,0
Anorexie	3	2,6	12	12,5
Sueurs	8	6,8	3	3,1
Rhinorrhée	1	0,9	0	0,0
Symptômes mineurs	7	6,0	14	4,6
Total	117	100	96	100

Les signes cliniques les plus fréquemment rencontrés à l'inclusion ont été par ordre de fréquence, les geignements (41,9%), les céphalées (21,4%), l'hypotonie (15,4%) dans le groupe traité par le Coartem® et les geignements (27,1%), l'hypotonie (25%) et l'anorexie (12,5%) dans celui du Coartesiane®

5 Observance du traitement

Tableau XII : Répartition des enfants selon l'observance du traitement.
Après la première dose administrée au centre de santé de référence les parents ou accompagnants d'enfants avaient la charge d'administrer le restant du traitement à domicile. Au cours de l'étude 47 cas de non-observance ont été observés.

Qualité de l'observance	Coartem® Cp Dispersible		Coartesiane® PSB	
	N	%	N	%
Non observance	26	22,2	21	21,9
Bonne Observance	91	77,8	75	78,1
Total	117	100	96	100

Une bonne observance du traitement a été rapportée au cours du traitement avec Coartem® à 77,8 % contre 78,1% de bonne observance avec le Coartesiane®. (X^2= 0,04 ; p=0,952)

Tableau XIII : Répartition des enfants selon les motifs de l'inobservance

Observance	Coartem® Cp dispersible		Coartesiane® PSB	
	N	%	N	%
Absent au RDV J1	4	15,38	4	19,04
Absent au RDV J3	2	7,69	9	42,85
Absent au RDV J1+J3	6	23,07	2	9,52
Omission de prise	5	19,23	0	0,0
Arrêt du traitement	9	34,61	6	28,57
Total	26	100	21	100

Chez les enfants traités par le Coartem® Les raisons de non observance du traitement ont majoritairement leur arrêt par échec thérapeutique avec 9 cas sur 26 soit 34,61% ainsi que pour le Coartesiane® avec 6 cas sur les 21 soit 28,57%

6 Effets indésirables observés

Au cours de notre étude les enfants qui ont été traités par le Coartem® Cp dispersible et le Coartesiane® poudre pour suspension buvable disponible au CSRéf ont présenté des effets indésirables, cependant aucune preuve d'imputabilité des effets observés après la prise de ces médicaments n'a été démontrée.

Nous avons observé une augmentation du nombre d'enfants ayant présenté effets indésirables de J0 à J3.

Au J0, une fréquence globale de 23,9% (51/213) d'effets indésirables a été observée dans les deux groupes de traitements. Les fréquences d'effets indésirables ont été de 38% (81/213) et 37,6% (80/213) du J1 au J3 respectivement. Les fréquences des effets indésirables observés chez les deux groupes par période (J0-J3) sont présentées dans le tableau XII

Tableau XIV: Répartition des effets indésirables observés par jour et par protocole de traitement.

Période / Produit	J0		J1		J3	
	Fréquence	Pourcentage	Fréquence	pourcentage	Fréquence	pourcentage
Coartem® Cp Dispersible	24	47,06	40	49,38	40	50
Coartesiane® PSB	27	53,94	41	50,62	40	50
Total	51	100	81	100	80	100
	p=0,195		p=0,202		p=0,262	

Nous n'avons pas observé une différence statistiquement significative des fréquences des effets indésirables entre les jours de suivi.

Tableau XV : Répartition des enfants selon Effets indésirables observés par le coartem® comprimé dispersible

Effets indésirables observés	J0		J1		J3	
	N	%	N	%	N	%
Goût désagréable	16	13,7	6	5,1	3	2,6
Vomissement	3	2,6	1	0,9	2	1,7
Vertige	2	1,7	1	0,9	0	0
Somnolence	1	0,9	3	2,6	3	2,6
Tremblement	1	0,9	0	0,0	0	0,0
Anorexie	1	0,9	1	0,9	1	1,7
Urines foncés	0	0,0	9	7,7	8	6,8
Fièvre	0	0,0	3	2,6	3	2,6
Convulsion	0	0,0	1	0,9	2	1,7
Prurit	0	0,0	1	0,9	2	1,7
Somnolence+céphalées	0	0,0	2	1,7	3	2,6
Vomissement+ céphalées	0	0,0	1	0,9	0	0,0
Nausées	0	0,0	1	0,9	0	0,0
Anorexie+fièvre	0	0,0	0	0,0	1	1,7
Constipation+urines foncées	0	0,0	0	0,0	2	1,7
Vertige+fièvre	0	0,0	0	0,0	2	1,7

Nous avons observé 06 effets au J0, 12 effets à J1 et 13 à J3. Tous les effets observés à J0 étaient présents à J1 et à J3 sauf 1 cas tremblement.

Effets indésirables observés	J0		J1		J3	
	N	%	N	%	N	%
Goût désagréable	16	16,7	5	5,2	1	1,0
Vomissement	9	9,4	5	5,2	1	1,0
Anorexie	2	2,1	7	7,3	3	3,1
Tremblement	0	0,0	5	5,2	0	0,0
Céphalées	0	0,0	2	2,1	0	0,0
Urines foncés	0	0,0	1	1,0	7	7,3
Fièvre	0	0,0	1	1,0	3	3,1
Convulsion	0	0,0	0	0,0	1	1,0
Prurit	0	0,0	2	2,1	0	0,0
Constipation	0	0,0	1	1,0	1	1,0
Aphtes buccaux	0	0,0	0	0,0	2	2,1
Nausées	0	0,0	2	2,1	0	0,0
Anorexie + fièvre	0	0,0	1	1,0	1	1,0
Météorisme	0	0,0	0	0,0	1	1,0
Somnolence +urines foncées	0	0,0	0	0,0	2	2,1
Fièvre + urines foncées	0	0,0	0	0,0	1	1,0
Constipation + urines foncées	0	0,0	0	0,0	1	1,0
Urine jaunie + céphalées	0	0,0	0	0,0	2	2,1
Hypersalivation	0	0,0	0	0,0	1	1,0
Nausées + anorexie	0	0,0	0	0,0	2	2,1

A J0 le goût désagréable du produit a été l'effet indésirable le plus observé avec 16 cas soit 16,7% des enfants.

A J1 l'anorexie a été le principal effet indésirable rapporté avec 7 cas soit 7,3%

A J3 nous avons observé les urines foncées chez 7,3% des enfants représentant l'effet indésirable le plus fréquent ce jour,

7 Catégorisation des effets indésirables observés

Tableau XVII Classification des effets indésirables selon la fréquence/Coartem® dispersible

Effets indésirables	Fréquent > 5%	Occasionnel 0,1% à 5%	Rare < 0,1
Goût désagréable	X		
Urines foncées	X		
Fièvre	X		
vomissement		X	
somnolence		X	
Vertige		X	
Anorexie		X	
Somnolence +céphalées		X	
Prurit		X	
Constipation + urines foncées		X	
Vertige + fièvre		X	
Anorexie + fièvre		X	
Vomissement + céphalées		X	
Convulsion		X	

Trois effets indésirables ont étés classés fréquent chez les enfants traités avec le coartem® dispersible

Tableau XVIII Classification des effets indésirables selon la fréquence Coartesiane® suspension

Effets indésirables	Fréquent: > 5%	Occasionnel 0,1% à 5%	Rare < 0,1
Goût désagréable	X		
Tremblement	X		
vomissements	X		
anorexie	X		
Urines foncées	X		
Vertige		X	
Céphalées		X	
Fièvre		X	
Convulsion		X	
Prurit		X	
Constipation		X	
Aphtes buccaux		X	
Nausées		X	
Météorisme		X	
hypersalivation		X	
Nausées anorexie		X	
Urines foncées + céphalées		X	
Constipation urine foncée		X	
Fièvre urines foncés		X	
Somnolence urines foncées		X	

Cinq effets indésirables fréquents ont été observé chez les enfants traités avec le coartesiane®

Catégorisation des effets selon qu'ils soient attendus ou inattendus

Effets indésirables inattendus

Les effets observés chez les enfants sous Coartem® que nous n'avons pas rencontré dans la littérature sont indiqués dans le tableau

Tableau IX Fréquence des effets indésirables inattendus du Coartem®

Effets	J0		J1		J3	
	N	%	N	%	N	%
Goût désagréable	16	13,7	6	5,1	3	2,6
Tremblement	1	0,9	0	0	0	0
Urines foncées	0	0,0	9	7,7	8	6,8
Convulsion	0	0,0	1	0,9	1	1,7

Nous avons trouvé 5 effets indésirables parmi les 117 enfants traités avec le Coartem® qui nous paraissent inattendus

Tableau XX : Effets indésirables inattendus du Coartesiane®

Effets	J0		J1		J3	
	N	%	N	%	N	%
Goût désagréable	16	6,7	5	5,2	1	1,0
Tremblement	0	0	5	5,2	0	0
Urines foncées	0	0	1	1,0	7	7,3
Convulsion	0	0	0	0	1	1,0
hypersalivation	0	0	0	0	2	2,1

Tableau XXI: Répartition des enfants selon l'évolution des effets indésirables observés

évolution des effets secondaires	nom du CTA utilisé			
	Coartem® cp dispersible		Coartesiane® PSB	
	N	%	N	%
guérison sans traitement	32	52,41	42	71,18
guérison des troubles avec traitement	18	29,5	13	22,03
absent au RDV J	3	91,8	0	0,0
absent au RDV J3	2	4,91	0	0,0
absent au RDV J1 et J3	4	6,55	3	5,04
mise en jeu du pronostic vital	2	6,55	1	1,69
Décès	0	0,0	0	0,0
Total	61	100	59	100

Les effets indésirables observés ont nécessité un traitement médical dans 15,4 % pour le Coartesiane® contre 13,5 % pour le Coartesiane®.

Une mise en jeu du pronostic vital a été observé chez 2 (1,7 %) enfants traités avec coartem® et 1 (1,0 %) dans le groupe traité par le Coartesiane®.

Tableau XXII : Médicaments utilisés pour le Traitement des effets indésirables observés

médicament utilisé pour traiter l'effet observé	nom du CTA utilisé			
	Coartem® cp dispersible		Coartesiane® PSB	
	N	%	N	%
vogalène injectable 10 mg	5	4,3	5	5,2
multivitamine SP	1	0,9	2	2,1
novalgin 500mg injectable	2	1,7	1	1,0
augmentation dose de paracétamol	2	1,7	1	1,0
sérum glucosé10%	3	2,6	0	0,0
prométhazine SP	2	2,6	0	0,0
amoxicilline 250 mg SP	0	0,0	1	1,0
diazépam 10 mg injectable	0	0,0	1	1,0
Aucun	102	87,2	85	88,5
Total	117	100	96	100

Le vogalène injectable 10 mg était le médicament le plus utilisé pour le traitement des effets indésirables observés avec le Coartem® avec 4,3% contre 5,2 % avec le Coartesiane®

Tableau XXIII : Répartition des enfants selon le nombre de jours d'hospitalisation.

Au cours de l'étude 6 cas d'hospitalisation dans le protocole de traitement A et 3 cas dans le protocole de traitement B ont été observés.

nombre de jours d'hospitalisation	nom du CTA utilisé			
	Coartem® cp dispersible		coartesiane® PSB	
	N	%	N	%
1	1	0,9	0	0,0
2	3	2,6	2	2,1
3	1	0,9	1	1,0
6	1	0,9	0	0,0
Aucune	111	94,9	93	96,9
Total	117	100	96	100

Le traitement des effets indésirables observés a nécessité une hospitalisation qui a durée le plus fréquemment 2 jours.

8 Echec thérapeutique des CTA

Nous avons observé 16 cas d'echec therapeutique (9 pour coartem et 7 pour carteasiane), les CTA ont été remplacés par un traitement par voie parentérale (Tableau XVIII).

Tableau XXIV : antipaludéen par voie parentérale utilisé en remplacement des CTA

Antipaludique voie parentérale	nom du CTA utilisé			
	Coartem® CP dispersible		coartesiane® PSB	
	N	%	N	%
artesiane 20mg injectable	5	55,55	5	71,42
quinine 20 mg injectable	4	44,44	2	28,57
Total	9	100	7	100

L'artesiane injectable 20mg en IM et la quinine injectable 200mg en perfusion dans un sérum glucosé 10% ont été les deux antipaludéens utilisés pour substituer le CTA.

DISCUSSION

Avec l'émergence généralisée de la résistance du *p falcifarum* à la chloroquine (CQ) et à la sulfadoxine-pyriméthamine (SP), la plupart des pays africains ont adoptés des thérapies combinées basées sur l'artémisinine (ACT/CTA, pour Artemisin-based combination therapy) comme traitement de première intention du paludisme non compliqué. Bien que plusieurs types de combinaisons CTA existent, deux seulement ont été incorporées dans la politique national de lutte contre le paludisme : l'artesunate-amodiaquine (AS/AQ) et l'artéméther-lumefantrine (AL), l'une ou l'autre représentant la thérapie recommandée pour le traitement du paludisme non compliqué.

Au Mali deux formulations pédiatriques de CTA à base d'AL: le Coartem® comprimé dispersible et le Coartesiane® poudre pour suspension buvable sont utilisé pour le traitement du paludisme non compliqué. Au moment où la situation sanitaire exigeait un changement vers les CTA, peu de données traitant des effets indésirables des diverses combinaisons étaient disponibles.

Cette étude prospective, unicentrique, a eu pour but d'étudier les effets indésirables liés à l'utilisation de deux combinaisons thérapeutiques à base d'artémisinine (CTA) dans le centre de santé de référence du cercle de Niono, le Coartem® comprimé dispersible et le Coartesiane® poudre pour suspension buvable, Chez des enfants ayant un accès palustre simple à *P. falciparum* et âgés de 06 à 59 mois. Elle s'est déroulée du 02 août 2009 au 14 février 2010 au CSRéf de Niono situé en 4ème région du mali dans la zone de l'un des plus grands projets d'aménagement hydro-agricole de l'Afrique subsaharienne Niono est un site sentinelle de la lutte contre le paludisme au Mali

Une étude entomologique menée à Niono de mars 1999 à janvier 2001 a affirmée que la densité larvaire variait en fonction des stades de développement du riz. La population vectrice était composée de 78,8 % de *Anopheles gambiae* sl (n=292 773) contre 29,2 % de *Anopheles funestus* [15]. La capacité vectorielle moyenne pour les deux espèces dans la localité était de 0,70. Elle subissait des variations spatio-temporelles significatives et IS était égale à 4.89.

Notre étude a été interrompue avant d'avoir atteint l'échantillon prévu(292 soit 146 pour le Coartem® et 146 pour le Coartesiane® car les inclusions se raréfiaient. Au début de notre étude, le CSCOM central de la ville de Niono siégeait dans l'enceinte du CSRef pour raison de travaux, avec la réouverture des locaux du CSCOM central fermé au préalable les cas de paludisme simple n'étaient plus systématiquement pris en charge au CSRef. En outre une rupture de stock de coartesiane® a entraîné un plus grand nombre d'inclus dans le groupe traité par le coartem®(117/96)

Méthodes :

Les enfants qui se sont présentés au CSRéf avec des symptômes évocateurs de paludisme et/ou un dépistage par goutte épaisse ou TDR positif étaient éligibles et inclus dans l'étude si les critères suivants étaient remplis: 1) âge de 6 mois à 59 mois ; 2) poids $\leq$5kg et $\geq$15kg; 3) pyrexie des dernières 24 heures ou température axillaire $\geq$37°C;   4) pas d'historique d'effets secondaires graves suite à un traitement médicamenteux; 5) aucune preuve d'une maladie concomitante; 6) déclaration du consentement éclairé par un Parents ou un tuteur 7) pas de signes de danger ou d'éléments de preuves signalant un paludisme grave

L'interne ou une infirmière a administré les médicaments de l'étude conformément aux directives de poids établies pour les fractions de comprimés. Les médicaments ont été administrés oralement de la façon suivante: AL (Coartem®, Novartis, comprimé dispersible de 20mg artémether/120mg lumefantrine), administration d'un comprimé le matin et d'un comprimé le soir pendant 3 jour de suite. AL (Coartesiane®, Dafra, poudre pour suspension 180mg d'artémether/1080mg de lumefantrine). La poudre jaune était diluée avec de l'eau jusqu'à un niveau indicatif figurant sur le flacon équivalent à 60 ml de solution. La dose a été calculée en fonction du poids corporel 4mg / kg pour les 3 jours. Le coartem ® a été administré avec de l'eau.

Des observations ont été faites directement sur Ie site de I' étude le J0. Après la dose initiale, après un temps d'environ 30 minutes les enfants ont été examinés, et une nouvelle dose administrée en cas de vomissement. Du paracétamol suspension à 250 mg pour 3 jours a été prescrit à certains enfants pour le traitement des symptômes fébriles.

Les parents ou tuteurs des enfants ont été invités à revenir avec les enfants pour le suivi le jour J1 et J3 et n'importe quel autre jour s'il se passait quelque chose d'inhabituelle.

- **Les limites de notre étude** :

- la faible taille de l'échantillon

-le faible plateau technique du laboratoire d'analyse biomédical du CSRéf

-le temps de suivi court des enfants

-l'insuffisance de documentation sur des études de fréquences des effets indésirables des CTA

-absence d'étude d'imputabilité des effets indésirables observés aux médicaments utilisés au cours de notre étude.

-le manque de sponsor

- **Les forces de notre étude** :

-La disponibilité des médicaments de l'étude et du TDR

-La réalisation de l'étude en zone de forte endémicité palustre

Toutefois, la réalisation de telles études est un pré requis pour la mise en œuvre à l'échelle nationale de connaissances efficaces visant

-Détecter précocement les Effets indésirables nouveaux des CTA

-Détecter les augmentations de fréquence des EIM connus des CTA

-Identifier les facteurs de risque et les mécanismes pouvant expliquer ces effets

-Evaluer le rapport bénéfice/risque de l'utilisation des CTA

-Diffuser les informations nécessaires à l'amélioration de la prescription et de la réglementation du médicament

La population d'étude

La plupart des études ou essais thérapeutiques sur les molécules antipaludiques ont été menés chez des enfants de six mois à 10ans. Nous avons choisi la tranche d'âge de 06 mois à 59 mois pour notre étude afin de mieux adapter les posologies de chaque combinaison recommandée par chacun des laboratoires fabricants.

La tranche d'âge 6- 12 a été la plus représentée dans notre échantillon avec 20,51% et 32,29% des enfants inclus respectivement dans le groupe de traitement par le Coartem® et Coartesiane®. Dans une étude sur le paludisme simple chez des enfants de 06 à 59 mois au Ghana, **Tindanbil [16]** a trouvé que le groupe d'âge 06 à 24 mois a été le plus représenté. Ces résultats sont superposables même si le second a un regroupement d'âge plus étendu.

Dans notre population d'étude, nous avons trouvé que les enfants ont pesé généralement entre 7 et 13 kg ce qui est compatible avec les résultats de **Toure [12]** en 2009 dans une étude sur la malnutrition protéino-calorique dans la mémé tranche d'âge au CSRéf de Niono qui a obtenu un poids moyen de 9,7 kg.

Les antécédents médicaux :

Bien qu'aucune preuve ne soit donnée pour incriminer un paludisme, dans notre échantillon d'étude et selon le Coartem et le Coartesiane, 14,5 % et 15,6 % des enfants ont eu 6 et 2 antécédents fièvre. De même un antécédent de convulsion a été rapporté chez 23,9 et 14,6% des enfants selon le traitement par le Coartem® ou le coartesiane®. ces antécédents bien que n'incriminant pas directement le paludisme pourrait s'expliquer par sa forte endémicité du paludisme dans la zone irriguée de l'office du Niger.

Diagnostic biologique :

La goutte épaisse a été réalisée chez 39,3 et 45,8% et le TDR chez 27,4 et 19,8% des enfants selon le protocole A et B. ces résultats sont nettement différents de ceux d'autres études effectuées sur les combinaisons AL au cours desquelles un diagnostic biologique était systématiquement effectué à l'inclusion. Cette situation s'expliquerait par le fait que chaque parent ou accompagnant devrait payer les frais de réalisation de la goutte épaisse pour son ou ses enfants et aussi par ce que le laboratoire d'examen biomédical de Niono n'effectue la goutte épaisse que pendant les heures de services de journée.

Diagnostic clinique :

Dans notre échantillon d'étude la température axillaire la plus représentée à l'inclusion à été 37,4 °C à 14,52% de cas dans le groupe d'enfants traités avec le Coartem® et 37,6 et 11,45% avec le coartesiane®. Ainsi la plainte la plus fréquente à l'inclusion a été les geignements avec 41,9 et 27,1% selon les traitements avec le Coartem ou le Coartesiane . cet état asymptomatique reflète une caractéristique sémiologique du paludisme dans la zone irriguée de l'office du Niger, mais également observé par **Nwizu et al [17]** de l'état d'Utah aux USA dans une étude menée sur une population d'âge < 7 ans un paludisme asymptomatique chez 33,9% de son échantillon.

Observance du traitement

Nous avons observés une bonne observance à 77,8% chez des enfants inclus dans le groupe traité avec le coartesiane® contre 78,1 % observés dans le groupe traité avec coartesiane®. La meilleure observance du Coartesiane® poudre pour suspension buvable par rapport au Coartem® comprimé dispersible peut s'expliquer par la limitation principale de celui ci qui est son administration bi journalière ou encore et la recommandation d'une alimentation riche en graisse

Observations des effets indésirables :

De J0 à J3, Les effets indésirables observés après la prise des médicaments de notre étude ont sensiblement augmentés avec la durée du traitement. Les enfants ont présenté des effets le plus fréquent à   J1 avec 34,18% et 42,70%   respectivement pour les traitements avec le Coartem® et le coartesiane®. Dans la majorité des études antérieures réalisés sur les CTA le temps de suivi a été explicitement plus long (28 jours en général) ainsi notre résultat a été nettement inférieur à celle de **Nankabirwa [13]** Kampala en Ouganda dans une étude sur l'association AQ+SP chez des enfants de 08 à 14 ans à rapporté qu'un effet indésirable à été observé 67% des participants.

Effets indésirables observés par protocole de traitement : Coartem® comprimé dispersible.

Au cours de notre étude nous avons observés que chez les enfants traités avec le Coartem® Cp dispersible disponible au CSRéf de Niono, le gout du produit a été trouvé désagréable à J0 à 13,7%. Ce qui a été une nouvelle observation d'effets indésirables de ce produit car ne figurant pas dans le RCP du Coartem ® poudre pour suspension.

Dans notre échantillon 7,7 % des enfants ont présenté des urines foncées à J1, ce qui est également une nouvelle observation d'effets indésirables du Coartem® Cp dispersible.

Les vomissements ont été observés chez 2,6 % des enfants, ce résultat est comparable à ceux obtenus par **Krudsood et al [18]** à Bangkok en Thaïlande dans une étude sur le Coartem® Cp non dispersible 20/120mg qui a trouvé 2,1% de vomissent dans un échantillon de 49 patients en 2005. Nos résultats nos semblables aussi à ceux de **Dara [19]** dans un essaie clinique multicentrique en Afrique sur le Coartem® cp non dispersible 20/120mg qui a observé des vomissements chez 2,2 % des patients. Comparable autant aux résultats de **Ubertine [3]** qui rapporté 5,2% de vomissements dans une étude mené sur le Coartem ® Cp non dispersible chez 39 enfants 20 /120 mg à Libreville au Gabon en 2006

Le prurit a été observé chez 1,7% des enfants au J1.un résultat similaire a été rapporté par **Ubertine [3]** dans une étude mené sur le Coartem® Cp non dispersible 20 /120 mg à Libreville au Gabon en 2006 sur un échantillon de 39 enfants où 5,4 % au J2 et 1,6% au J3 des inclus ont présenté un prurit.

Les vertiges ont été observés chez 1,7 % des enfants au J1 et J2, des résultats similaires ont étés obtenus par **Dara [19]** dans un essai clinique multicentrique en Afrique en 2008 par la présence de vertige chez 2,2 % des patients.

Les convulsions ont étés observés chez 1,7% des enfants. Les tremblements et les nausées ont été observés chez 0,9% des enfants.

Au cours de notre étude nous avons observés des effets indésirables couplés au J3 avec 2,6 % de somnolence + Céphalées, 1,7 % de constipation+ urine jaunie et de nausées + anorexie ce qui nous n'avons pas remarqué dans la littérature.

Nous n'avons pas observés certains effets rapportés par d'autres études antérieures notamment : **Manyando et al [20]** en Zambie sur la tolérance du Coartem® chez les femmes enceintes a rapporté un avortement chez 1,2 % et une syphilis chez 4,8 % des patients, **Bukirwa et al. [21]** à Kampala en Ouganda en 2008 a obtenu 3 cas de rash cutané sur 581 effets indésirables observés par des antipaludéens.

Effets indésirables observés par protocole de traitement : coartesiane® suspension buvable :

Nous avons observé 3 types différents d'effets indésirables différents à J0 qui ont été tous retrouvé pendant toute la durée de l'étude.

A J1 10 nouveaux types différents d'effets indésirables ont été adjoint au 3 déjà présent à J0

A J3 18 types différents effets ont été observé dont 6 nouveaux effets indésirables, nous avons observé également la disparution de 4 effets indésirables qui ont été présent à J1

Nous avons observé dans ce protocole de traitement 1 (1,0%) cas de salivation et 2 cas (2,1%) d'aphtes buccaux qui ont été les seuls observés dans toute l'étude.

Un (1,0%) cas de convulsion a été observé à J3.

Des cas d'effets indésirables couplés ont été observé dans ce protocole de traitement avec 1 cas (1,0%) d'anorexie + fièvre observé à J1 et 6 types d'effets 1(1,0) cas d'anorexie + fièvre, de somnolence + urine jaunie, de fièvre + urine jaunie, de constipation et urine jaunie et 2 cas (2,1%) de urine foncé + céphalées et de nausées + anorexie retrouvé à J1.

Evolution des effets indésirables :

Au cours de notre échantillon 29,5% des effets indésirables observés ont nécessité un traitement médical dans le groupe d'enfant traité avec le Coartem contre 22,03 dans le groupe d'. cela pourrait s'expliquer par le fait que la plupart des effets indésirables ont été d'intensités modérés et souvent compatibles avec des symptômes paludéens. Une mise en jeu du pronostic vital a été obtenue dans 3,27 des effets indésirables avec le coartem et 1,69% avec coartesiane. Cependant nous n'avons enregistré aucun décès dans notre étude ce qui est en désaccord avec les résultats obtenus par **Otieno et al [22]** au Kenya, qui dans une étude multicentrique réalisé dans 5 pays africains sur le Coartem® comprimé dispersible dans une population d'âge < 12 ans et d'un poids corporel compris entre 5 et 35 kg a déplorer 3 décès. Et de ceux de **Premji et al [23]** en Tanzanie sur la combinaison artémether-lumefantrine chez des enfants d'âge similaire a observé 1 décès.

Echec Thérapeutique :

Nous avons observé 16 cas d'échec thérapeutique précoce 9 (7,7%) avec le Coartem et 7 (7,3%) avec le coartesiane. ce résultat reflète une bonne efficacité des médicaments de l'étude avec taux d'efficacité de 92,3 % pour le Coartem® CP dispersible et 92,7 pour le Coartesiane® poudre pour suspension buvable.

Ces résultats sont en similaires avec ceux de **Zuma [24]** Kisumu, Kenya qui trouva dans une étude réalisée chez les enfants de 06 à 59 mois comparant l'efficacité du Coartem® cp dispersible et du Coartesiane® poudre pour suspension buvable un taux d'efficacité de 92,6% pour le Coartem® Cp dispersible et 95,2% pour le Coartesiane® poudre pour suspension buvable. Similaires également à ceux de **Otieno et al [21]** Kisimu au Kenya, qui dans une étude multicentrique réalisé dans 5 pays africains sur le Coartem® comprimé dispersible dans une population d'âge < 12 ans et d'un poids corporel compris entre 5 et 35 kg trouva une efficacité à 93,1%.

Nos résultats sont légèrement inférieurs à ceux obtenus par **Adoke et al [25]**, Ouganda dans un essaie randomisé comparant l'efficacité du Coartem® non dispersible et du hydroartemisinine-piperaquine à obtenu 98,6% d'efficacité pour le Coartem® comprimé non dispersible et des 100% d'efficacité avec le Coartesiane® PSB obtenu par **Salah et al [26]** au sud Soudan.

Effets inattendus

Au cours de notre étude nous avons observé des effets non rapportés à notre connaissance par les études antérieures. Avec le Coartesiane suspension, l'hypersalivation a été observée chez un enfant à J3. A l'admission Il a présenté les caractéristiques suivantes :

Age : 7 mois, sexe : féminin, antécédents de fièvre : 1, sans antécédents de convulsion, température axillaire à l'admission : 38,3°C, plaintes : troubles digestifs, traitement adjuvant : Paracétamol 250mg suspension.

Aucun traitement médical n'a été institué pour traiter l'hypersalivation.

Toujours avec le coartesiane : un enfant a présenté des aphtes buccaux à J3. A l'admission, Il a présenté les caractéristiques suivantes :

Age : 18 mois, poids : 9kg, antécédents de fièvre :5, sans antécédents de convulsions, température axillaire: 37,3, plaintes : geignements et céphalées, traitement adjuvant : paracétamol 250 mg suspension.

De l'amoxicilline 250mg suspension une cuillérée à café pendant 7 jours a été utilisé pour traitement des aphtes buccaux.

Ces effets observés peuvent s'expliquer par le mécanisme idiosyncrasique, c'est-à-dire qu'ils pourraient être des effets qui ne surviennent que chez des gens qui présentent une particularité, qui s'avère souvent, génétique, mais, chez ces sujets particuliers, il s'agit en général d'effets dose-dépendants. Ou encore il pourrait s'agir d'un événement intercurrent, tout à fait indépendant de la situation,

CONCLUSION

Cette étude prospective, unicentrique, avec un suivi à J0, J1 et J3, a été réalisée au Centre de santé de référence de Niono. Deux cent treize enfants de 06 à 59 mois ont été inclus et repartis dans deux différents protocoles de traitement de la manière suivante :

Coartem® comprimé dispersible: 117 enfants

Coartesiane® poudre pour suspension buvable: 40 enfants

Les caractéristiques de base étaient comparables dans les deux protocoles de traitement à l'inclusion

Malgré la faible taille de l'échantillon obtenu et le nombre élevé d'absence au rendez vous, le suivi des patients a pu bien se faire les jours programmés.

Même si les effets indésirables ont été définis très largement comme étant tout effet désagréable médicalement, ceux-ci se sont révélés dans l'ensemble par une intensité modérée et compatible avec les symptômes paludéens. Nous ne disposons d'aucune preuve d'imputabilité des effets indésirables observés, aux médicaments absorbés dans notre étude.

Il ressort de notre étude que :

La fréquence de survenue des effets indésirables les jours J0, J1, J3 étaient similaires entre le Coartem® comprimé dispersible et le Coartesiane® poudre pour suspension buvable : 20,51 % et 28,12 % à J0, 34,18 % et 42,70% à J1, 34,18 % et 41,66 % à J3. Un goût désagréable a été observé avec les deux médicaments de l'étude de façon comparable avec 13,7% et 16,7 % à J0. Nous avons remarqué que la fréquence d'apparition de nouveaux types d'effets indésirables a augmentée avec la durée de l'étude dans les deux bras de traitement de 6 au J0 à 12 à J1 et 13 à J3 pour le Coartem® et 3 à J0, 13 à J1 et 18 à J3 pour le Coartesiane® poudre pour suspension buvable. Nous avons observés des aphtes buccaux et la salivation chez 2,1% et 1,0% des enfants à J3 uniquement dans le groupe d'enfants traités avec le coartesiane. le recours au traitement médical des effets indésirables est comparable dans les deux formes de traitement 29,5 % et 22,03% des effets indésirables observés

Au cours de notre étude l'efficacité du Coartem® comprimé dispersible a été semblable à celui du Coartesiane® poudre pour suspension buvable avec des taux d'efficacité de 92,3 et 92,7%

Nous avons observé une meilleure observance du Coartesiane® poudre pour suspension par rapport au Coartem ® comprimé dispersible d'une valeur respective de 78, 1 % et 77,8%

Ces résultats nous permettent d'affirmer que :

-Les enfants sous Coartem ont présentés moins d'effets au cours de l'étude

-le Coartesiane® a une meilleure observance par rapport au Coartem® .

-l'efficacité des deux médicaments de l'étude est analogue.

RECOMMANDATIONS :

Au terme de notre étude nous formulons les recommandations suivantes :

Au PNLP

Réaliser une étude de grande envergure sur les effets indésirables des CTA à l'échelle nationale

La réalisation d'une étude d'imputabilité des effets indésirables observés.

Aux autorités politiques

La gratuité de la goutte épaisse pour les enfants de 0 à 59 mois

Au centre de santé de référence de Niono.

La réalisation de la goutte épaisse pendant les services de gardes.

Aux laboratoires fabricant

La fabrication de nouvelles présentations des CTA: injectable, suppositoires, transdermiques.

La promotion des formulations en prise unique journalière

RÉSUMÉ :

Contexte : Avec l'avènement des CTA pour le traitement du paludisme simple au Mali et l'adoption par le PNLP de deux formulations pédiatrique d'une combinaison à base d'Artémether-lumefantrine : le coartem ® Cp dispersible et le coartesiane® PSB nous avons choisi d'étudier les effets indésirables liés à l'utilisation de ces combinaisons thérapeutiques à base d'artémisinine dans le centre de santé de référence du cercle de Niono.

Méthode : L'étude a été menée avec un suivi aux J0, J1 et J3 au CSRéf de Niono. Au total, 213 enfants ont été recrutés, 117 ont été traités avec le coartem® Cp dispersible formant le protocole de traitement A et 96 avec le coartesiane® PSB. Les caractéristiques de base étaient comparables dans les deux protocoles de traitement.

Résultats : La population d'enfants qui présentait les effets accroissait avec la durée du traitement. La fréquence d'apparution de types d'effets augmentait avec la durée du traitement :

Le goût désagréable (13,7 et 17,6 %) à J0, les urines jaunies (6,8 % et 7,3 %) à J3 suivant les traitements par le coartem et coartesiane. les autres effets les plus observés étaient les vomissements (2,6 %), la somnolence (2,6), les vertiges (2,6%) dans le coartem® et dans le coartesiane ce sont l'anorexie (7,3 %), les vomissements (5,2%) et les tremblements (5,2 %).

La salivation (1,0%) a été un effet nouveau observé. Nous avons observé constaté que les effets suivant ont été présents uniquement dans le groupe traité avec le coartesiane : les aphtes buccaux (2,1%) et la salivation (1,0 %).

Les médicaments de l'étude ont une bonne efficacité clinique avec 92,3 et 92,7%, le coartesiane® avait la meilleure observance avec 78,1 contre 77,8 pour le coartem®

Conclusion : D'après nos résultats le nombre d'enfants qui présentent des effets indésirables est plus élevé dans le coartem® que dans le coartesiane® et que le nombre d'effets indesirables observés est plus important chez les enfants traités avec le coartesiane®. La prise bi-journalière du coartem® diminue son observance.

Mots clés : CTA, effets indésirables, enfants

RÉFÉRENCES BIBLIOGRAPHIQUES

1 PROGRAMME NATIONAL DE LUTTE CONTRE LE PALUDISME, politique nationale de lutte contre le paludisme.
Bamako, Mali 2009

2 OMS
Rapport mondial sur le paludisme 2001

3 UBERTINE N N
Evaluation de l'efficacité thérapeutique et de la tolérance clinique et biologique de l'Arsucam®, de l'Artequin® et du Coartem® dans le traitement du paludisme non compliqué de l'enfant à Libreville. Thèse de médecine, Bamako 2006

4 DIABY L.M.
Acceptabilité du traitement préventif intermittent lié au paludisme chez les enfants de moins de 2 ans : cas de l'aire de santé de sonkenié (cercle de kolokani mali).
Université de bamako, Thèse de médecine 2008

5 SNOW R, GRERIA CA, NOOR AM? MYINT HYand HAY SI
The global distrubition of clinical episodes of plasmodium malaria in Nigeria children.
Trop mzd int health2005; 11:1161-70

6 GREENWOOD BM, BOJANG K, WHITTY CJM, TARGET GAT
Malaria
Lancet2005; 305:1487-98

7 WORLD HEALTH ORGANIZATION
Severe falciparum malaria trans R soc
Trop med hyg 2000; 94:1-90

8 FAUCHER JF,
Antipaludique en reponse à la chilioresistancede plasmodium Falciparum . travaux clinique et parasitologiquesau gabon et au Senegal et révue litteraire.
Thèse de doctorat en médecine de la vie et de la santé , université de Franche Comte, Faculté de médecine et pharmacie de Besançon 02 septembre 2005

9 WHO/CDS/RBM/2001-35

Les combinaisons thérapeutiques antipaludiques; Rapport d'une consultation technique de l'OMS 4-5 avril 2001

10 MEMENTO THERAPEUTIQUE DU PALUDISME EN AFRIQUE
Première édition 2008 © IMEA 2008 ISBN IMEA : 978-2-9523708-1-8

11 PNLP
Note d'information des personnels de santé sur les effets indésirables des médicaments antipaludiques utilisés au Mali
Nov. 2008

12 TOURE MI
Malnutrition proteino energetique chez jes enfants de 06 à 59 mois au CSREF de Niono
These de medicine 2009

13 NANKABIRWA. JOANITER I.
Intermittent preventive treatment (IPT) in schoolchildren: A randomized trial to compare the efficacy, safety, and tolerability of antimalarial regimens in Uganda.
Am. J. Trop. Med. Hyg. 2008; 79: 214

14 HOUDA F, FARID H.
Les effets indésirables médicamenteux
Faculté de Médecine et de Pharmacie de Casablanca
Service de Pharmacologie-toxicologie
Cours de 3ème année de Médecine

15 TOURE.B.M
Analyse spatiale de la transmission du paludisme en zone de riziculture irriguée de Niono, Mali
Université de Bamako, Mali thèse 2002

16 TINDANBIL D.
Characteristics of uncomplicated plasmodium falciparum malaria in childrenaged 6-59 months in the kassena nankana district of northern Ghana
Am. J. Trop. Med. Hyg. 2008; 79: 59

17 CHIDI NWIZU ET AL
Asymptomatic parasitemia and complex species associations in malaria endemic sub-Saharan Africa.
Am. J. Trop. Med. Hyg. 2008; 79: 259

18 SRIVICHA KRUDSOOD, NOPPADON TANGPUKDEE, SANT MUANGNOICHAROEN, VIPA THANACHARTWET, NUTTHANEJ LUPLERTLOP, SIRIPAN SRIVILAIRIT, POLRAT WILAIRATANA,

SHIGEYUKI KANO, PASCAL RINGWALD, AND SORNCHAI
LOOAREESUWAN
Clinical efficacy of chloroquine versus artemether-lumefantrine for *Plasmodium vivax*
treatment in Thailand
Published online 2007 June 20. doi: 10.3347/kjp.2007.45.2.111

19 DARA N.

Essai clinique randomisé ouvert et multicentrique réalisé en afrique, visant à
comparer trois combinaisons thérapeutiques à base d'artémisinine [artésunate-
sulfaméthoxypyrazine-pyriméthamine (dose fixe sur 3 jours) artésunate-
sulfaméthoxypyrazine-pyriméthamine (dose fixe sur 24 heures) artéméther-
luméfantrine (dose fixe sur 3 jours)] sur des patients atteints de paludisme simple à
plasmodium falciparum.
Université de Bamako, thèse de médecine 2008

20 MANYANDO C, RHODA MKANDAWIRE, LWIPA PUMA, MOSES SINKALA, EVANS MPABAL WANI ERIC NJUNJU MELBA GOMES, ISABELA RIBEIRO VERENA WALTER MAILIS VIRTANEN RAYMOND SCHLIENGER MARC COUSIN MIRIAM CHIPIMO FRANK M SULLIVAN[9]

Safety profile of artemether – lumefantrine (AL ; coartem) compared with
sulfadoxine-pyrimethamine(SP) in pregnant women with symptomatic malaria;
preliminary results of an observation study
Am. J. Trop. Med. Hyg. 2008; 79; 168

21 HASIFA BUKIRWA, NORAH MWEBAZA, SUSAN NAYIGA, HEIDI ,HOPKINS, UMBERTO D'ALESSANDRO, AMBROSE O. TALISUNA, SARAH G. STAEDKE

Pharmacovigilance and antimalarial treatment in Uganda A pilote system of
enhanced passive surveillance
Am. J. Trop. Med. Hyg. 2008; 79: 170

22 OTIENO L.

Efficacy and safety of artemether-lumefantrine dispersible tablet according to body
weight in African infants and children with uncomplicated malaria
Am. J. Trop. Med. Hyg. 2008; 79: 168

23 PREMJI Z

Chlorproquanil-dapson-artesunate   vs   artemether-Lumefantrine: a
randomized;double-blind phase III trial for the treatment of acute, uncomplicated
plasmodium falciparum malaria in African children and adolescents

Am. J. Trop. Med. Hyg. 2008; 79: 225

24 ZUMA. E. A.

Efficacy of artemether-lumefantrine powder for suspension (Co-artesiane) compared with artemether-lumefantrine (coartem) tablets in the treatment of uncomplicated plasmodium falcifarum malaria in children under five years in western Kenya; a randomized open-label trial.

Am. J. Trop. Med. Hyg. 2008; 79: 50

25 ADOKE YEKAR. GRANT DORSEY MOSES R. KAMYA, AMBROSE TALISUNAA, MYERS LUGEMWÂA, JOHN BOSCO RWAKIMARIA, SARAH G. STAEDKES, PHILIP J, ROSERTHAL, FRED WÂBWIRE-MÂNGEN, HASIFA BUKIRWAL

Comparaison de deux traitements du paludisme non complicompliqué artéméther-luméfantrine et dihydroartémisinine-pipéraquine: un essai randomisé d'orientation de la politique sanitaire en ouganda

Juin 2008 Volume 3 Issue 6 | e2190

26 SALAH M. T.

Efficacite de l'artemether- lumefantrine (coartesiane suspension) dans le traitement dupaludismea p. falciparum chez les enfants de moins de 5 ans au sus soudan

27 SALIM ABDULLA A, ISSAKA SAGARA, STEFFEN BORRMANN, UMBERTO D'ALESSANDRO, RAQUEL GONZALEZ, MARY HAMELI, BERNHARDS OGUTU, ANDREAS MÅRTENSSON, KLMJOHN LYIMO, HAMMA MAIGA, PHILIP SASI, ALAIN NAHUM, QUIQUE BASSAT, ELIZABETH JUMA, LUCAS OTIENO, ANDERS BJÖRKMAN, HANS PETER, BECK KIM, ANDRIANO MARC, COUSIN GILBERT, LEFEVRE DAVID UBBEN ZULFIKARALI PREMJI

Efficacy and safety of artemether-lumefantrine dispersible tablets compared with Crushed commercial tablets in African infants and children with uncomplicated Malaria: a randomised, single-blind, multicentre trial.

Lancet on-line 15-Oct-2008_DOI: 10.1016/S0140-6736(08)61492-0).

28 ALVINERIE M.

Etude des effets indesirables consécutifs à l'utilisation de l'imidaclopride chez l'homme et les carnivores domestiques,

Rapport d'expertise de pharmacovigilangerelatif à l'avis CNPV – 14 du 06/12/2005

29 ANTIPALUDIQUES (LES)
http://www.lozere.org/perso/malaria/lesantipaluPNEP.htm

30 ARAMA. C
Facteurs immunitaires et parasitaires impliqués dans la susceptibilité au paludisme dans deux groupes ethniques vivant en sympatrie au Mali
Université de Bamako Mali. Thèse de médecine 2002

31 BASCO LK, RUGGIRI, C , LE BRAS
Molecules antipaludiques mécanismes de resistance ; relation structure activité des shizonticides sanguins.
Masson ED, Paris, Milan, Barcelone 1994, I vol, PP I-364

32 BROEK IV, AMSALU R, BALASEGARAM M
Efficacy of two artemisinin combination therapies for uncomplicated falciparum malaria in children under 5 years, Malakal, Upper Nile, Sudan.
Malar J 2005;4:14.

33 BRYSKIER A., LABRO M T.
Paludisme et médicaments.
Arnette, Paris, Ed sept-1998 ; n°3742.

34 BAGAPHOU C. T.
Etude comparative de l'efficacité et de la toléra n c e de l'Atovaquone-Proguanil versus amodiaquine dans le paludisme non compliqué chez 100 enfants à Lambarene – Gabon
Université Omar Bongo, Gabon thèse de médecine 2001

35 CAMUS D, SLOMIANNY C et SAVEL J.
Biologie de plasmodium. Encyclopédie Médico-chirurgicale,
Paris Elsevier, 1997 : 8-807-A-10

36 CALA M, ANCELIN ML, CORDINA G, JACQUES BOMPART,MOHAMED BEN BARI, TAIB JEI, HENRI VIAL
Activity of compound interfering with plasmodium falciparum phospholipids metabolism- comparaison between mono and bisquaternary ammonium solts.
J. Med chem 2000; 43: 505- 16

37 DEJAN ZUROVAC, MICKEY NDHLOVU , NAWA SIPILANYAMBE , PASCALINA CHANDA , DAVIDSON H HAMER , JON L SIMON AND ROBERT W SNOW
Paediatric malaria case-management with artemether-lumefantrine in Zambia: a repeat cross-sectional study
Malaria Journal 2007, **6**:31

38 DODIN A, RODHAIN F, DODIN F.
Mal Air. Malaria. Londres.
Tropical Pathology Society, 1983 : 128.

39 DOUMBO O, SANGARE O, TOURE Y.
Paludisme dans le Sahel : exemple du Mali.
Mal. Trop. Transm. , Ed, AUPELF- UREF.2002-2003

40 DESOWITZ R.
Historique du paludisme dans the malaria capers
http://198.62158.144/books/reports/1996/01-05html:07/2000

41 DZEING ELLA A. P.
Glutamine plasmatique au cours du paludisme simple, modéré et sévère chez l'enfant Intérêt et signification clinico-biologique
Université des Sciences de la Santé, Libreville / Gabon thèse de médecine 2002

42 FALADE C, MAKANGA M, PREMJI Z, ORTMANN CE, STOCKMEYER M, IBARRA DE PALACIOS P.
 Efficacy and safety of artemethe-lumefantrine (Coartem®) tablets (six-dose regimen) in African infants and children with acute, uncomplicated falciparum malaria.
Trans R Soc Trop Med Hyg. 2005;99:459-67.

43 GENTILLINI. M.
Médecine tropicale
5ème édition, 1993, Flammarion, France.

44 GILBERT KOKWARO †, LEAH MWAI & ALEXIS NZILA
artemether/lumefantrine in the treatment of uncomplicated falciparum malaria
Expert Opin. Pharmacother. (2007) 8(1)

45 GERO AM, KIRK K,

Nutriment transport pathways in plasmodium infected erythrocytes; what and where are they parasitol today 1994; 10: 395-99

46 HAMADY M.

Interêt de l'étude de la co-infection paludisme/ schistosomoses dans les villages d'essais vaccinaux antipaludiques au Mali
Université de Bamako, Mali thèse de médecine 2001

47 JEAN LOUIS NDIAYE, MILIJAONA RANDRIANARIVELOJOSIA, ISSAKA SAGARA, PHILIPPE BRASSEUR, IBRAHIMA NDIAYE, BABACAR FAYE, LAURENCE RANDRIANASOLO, ARSENE RATSIMBASOA, DORIS FORLEMU, VICKY AMA MOOR, AMINATA TRAORE, YAHIA DICKO, NIAWANLOU DARA, VALERIE LAMEYRE, MOUCTAR DIALLO, ABDOULAYE DJIMDE, ALBERT SAME-EKOBO AND OUMAR GAYE

Randomised, multicentre assessment of the efficacy and safety of ASAQ- a fixed-dose artesunate-amodiaquine combination therapy in the treatement of uncomplicated plasmodium faciparum malaria
Malaria journal, 2009; 8: 12

48 Malvy D, DJOSSOU F, THIEBAUT R, Le BRAS M

Plasmodies-Malaria. Formes cliniques et diagnostic dans Encyclopédie médico-chirurgicale.
Paris, Elsevia, 2000: 8-507-A-20

49 MBADINGA M. CARINE G.

Contrôle de qualité de l'Amodiaquine et de la Quinine
Université de bamako, mali.thèse de médecine 2004

50 MOLLARET P.

Découverte par Alphonse Laveran de l'agent du paludisme. Constantine, 6 novembre 1880.
Nouv. Press Med. 1980; 9: 3055-63

51 MORAKINYO AYODELE OLUFEMI, OLUDARE GABRIEL O, OJULARI SHERIFF AND AFOLABI AYOBAMI OLADELE

Effects of Short Term Administration of Artemether –Lumefantrine on Testicular Functions and Antioxidant Defence in the Rat.
Research Journal of Medicine and Medical Sciences, 4(2): 165-170, 2009

52 MOUCHET J, CARNEVALO P, COOSEMANS , J. JULVEZ, S. MANUIN, D. RICHARD-LENOBLE, J. SIRCOULON

Biodiversité du paludisme dans le monde in :impact malaria, paris :John LIBBREY ;2004 :118-20

53   M. VAN VUGT, P. WILAIRATANA, B. GEMPERLI, I. GATHMANN, L. PHAIPUN, A. BROCKMAN, C. LUXEMBURGER, N. J. WHITE, F. NOSTEN, AND S. LOOAREESUWAN

Efficacy of six doses of artemether-lumefantrine (benflumetol) in Multidrug-resistant *plasmodium falciparum* malaria
Am. J. Trop. Med. Hyg., 60(6), 1999, pp. 936–942

54 NAZIER D.

Cycle biologique du Plasmodium in paludisme.
Université Franco UREF 1991. Présentation PNLP / 2002.

55 NOZAIS JP.

Le paludisme dans le monde méditerranéen. Historique et répartition actuelle.
Bull Soc Pathol Exot Filiales. 1988 ; 81 : 854-60

56 OLLIARO P ,

Mode of action and mechanisms of resistance for antimalarial drug discovery
Pharmacol ther 1999; 81: 91-100

57 OLLIARO P, YUTAVONG Y.

Chimiotherapy targets for antimalarial drug discovery.
Pharmacol ther 1999; 81:91-110

58 OMARI A.A., GAMBLE C, GARNER P.

Artemether-lumefantrine for uncomplicated malaria: a systematic review.
Trop Med Int Health. 2004 Feb, 9(2):192-9

59 OMS

Rapport mondial sur le paludisme 2005.

60 PIOLA P, FOGG C, BAJUNIRWE F BIRARO S, GRANDESSO F, RUZAGIRA E, BABIGUMIRA J, KIGOZI I, KIGUILI J, KYOMUHENDO J, FERRADINI L, TAYLOR W, CHEECHI F, GUTHMANN J.P.

Supervised versus unsupervised intake of six- dose artemether-lumefantrine for treatment of acute, uncomplicated malaria in Mbarara, Uganda: a randomised trial. *Lancet* 2005; 365:1467-73.

61 POUDIOUGOU B.

Epidémiologie du paludisme grave au Mali : Intérêt des anticorps anti_trap (thrombospondin related anonyms protein).
Thèse, médecine, Bamako, 1995;95-M-28.

62 PRADINES H. VIAL, P. OLLIARO

Prophylaxie et traitement du paludisme : problèmes récents développement et perspectives.
Med Trop, 2003 ; 63 :79-98

63 PRAZY D, DOERIG C, PRADINES B, RICO A, FUSAI T, DOURY JC

Proguanid resistance in plasmodium African isolates assessment by mutation specific polymerase chain reaction in vitro susceptibility testing
Am. J. Trop Med Hyg 1997; 58: 354-7

64 QU'EST CE QUE LE PALUDISME ?

http://www.ebischoff.free.fr/Palu/palu2.html

65 ROLL BACK MALARIA

Faire Reculer le paludisme
www.rbm.who.int

66 RALISIMALALA .A

Prise en charge à domicile des enfants fébriles palustres à Toamasina I : comportements des mères
Université de Madagascar thèse de médecine 2002

67 ROBERT GÜRKOV , TEFERI ESHETU , ISABEL BARRETO MIRANDA , NICOLE BERENS-RIHA , YOSEPH MAMO , TSINUEL GIRMA , EIKE KRAUSE , MICHAEL SCHMIDT , JOHN-MARTIN HEMPEL and THOMAS LÖSCHER

Ototoxicity of artemether/lumefantrine in the treatment of falciparum malaria: a randomized trial
Malaria Journal 2008, 7:179

68 S O M BA. D.

Sensibilité des vecteurs du paludisme au DDT et aux pyrethrinoides préconisés pour l'imprégnation des supports au mali
Université de Bamako, Mali thèse de médecine 2001

69 SUMAN THAPA; JUDITH HOLLANDER; MARY LINEHAN; JANET COX-SINGH; MAHENDRA B BISTA; GARIB D THAKUR; WENDY A DAVIS; TIMOTHY M E DAVIS

Comparison of artemether-lumefantrine with sulfadoxine-pyrimethamine for the treatment of uncomplicated falciparum malaria in eastern Nepal.
Am. J. Trop. Med. Hyg 2007 Sep Volume: 77 ISSN: 0002-9637

70 SUH KN, KAIN KC, KEYSTONE JS,

Malaria
CMAJ 2004; 11:1093; 11:1693-705

71 TRAORE. O.

Etude de l'efficacité des suppogels d'artéméther dans le traitement du paludisme sévère de l'enfant à Bobo-Dioulasso, Burkina Faso.
Université du Burkina Faso thèse de médecine 2001

72 VAN VUGT M, LOOREESUWAN S, WILAIRATANA CGREADY, VILLEGAS L, GUTHMANN I, MULL R, BROCKMAN A, WHITE NJ, NOSTERN F.

Artemether-lumefantrine for the treatment of multidrug-resistant falciparum malaria.
Trans R Soc Trop Med Hyg 2000; 94:545-

73 WWW.dafra.be/fr/products.php?id

74 WANG P, READ M, SIMS PE, HYDE JE

Sulfadoxine resistance in the human malaria parasite p. falciparum is determined by mutations in dihydropteroate synthetase and an additional factor associated with folate utilization.
Mol microbial 1997; 23: 979-986

75 WANG P, LEE CS, BAYOUMI R, DJIMBE A, DOUMBO O, MSHINDA H, TANNER M,

Resistance to antifolates in P. falciparum monitoring by sequence analosis for dihydropteroate synthetase and dihydropteroate of fiel samples of diverse origins.
Mol biochem parasitol 1977; 8; 161-77

76 WENDY PRUDHOMME O' MEARA, JUDITH NEKESA MANGENI, RICK STEKETEE, BRIAN GREENWOOD
Changes in the burden of malaria in sub-Saharan Africa
Lancet infect Dis, 2010; 10: 545-55

77 WHO 17TH EXPERT COMMITTEE ON THE SELECTION AND USE OF ESSENTIAL
Application for inclusion of artemether/lumefantrine dispersible tablets 20 mg/120 mg in the WHO Model List of Essential Medicines for Children
Medicines Geneva, March 2009

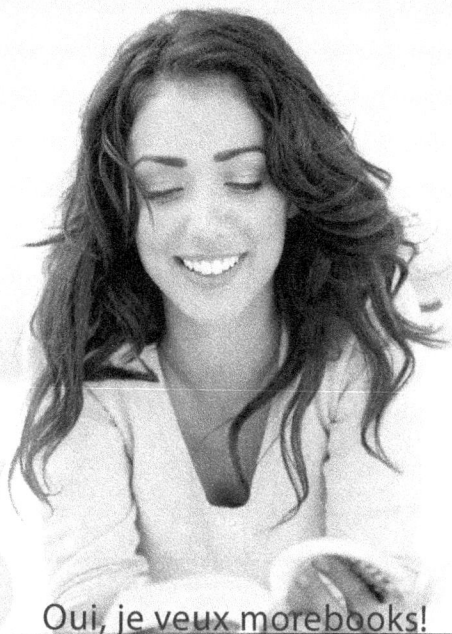

www.ingramcontent.com/pod-product-compliance
Lightning Source LLC
Chambersburg PA
CBHW020315220326
41598CB00017BA/1563